Meditation,
Achtsamkeit
& Entschleunigung

Neue Kraft im Alltag

Meditation, Achtsamkeit & Entschleunigung

garant

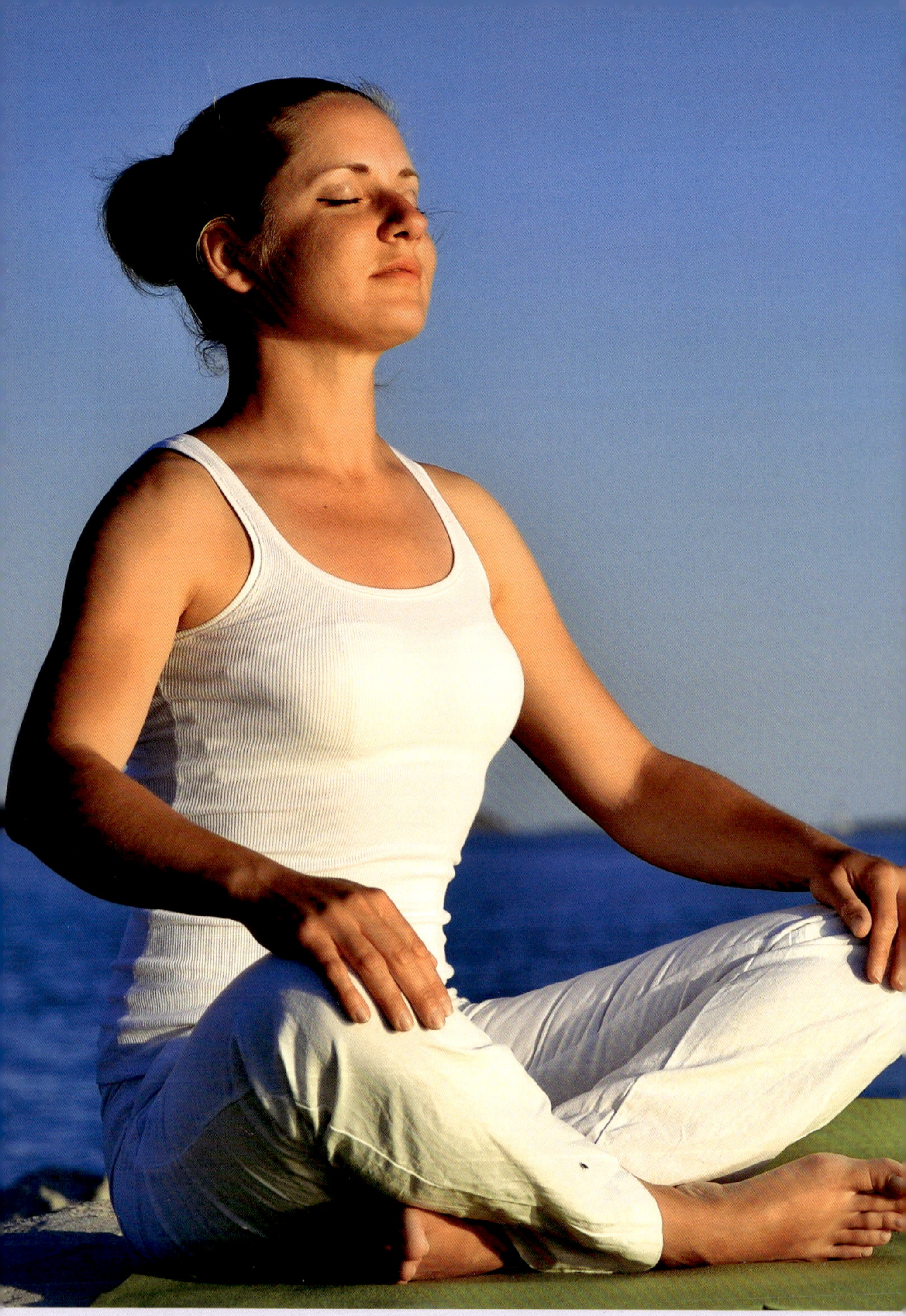

Inhalt

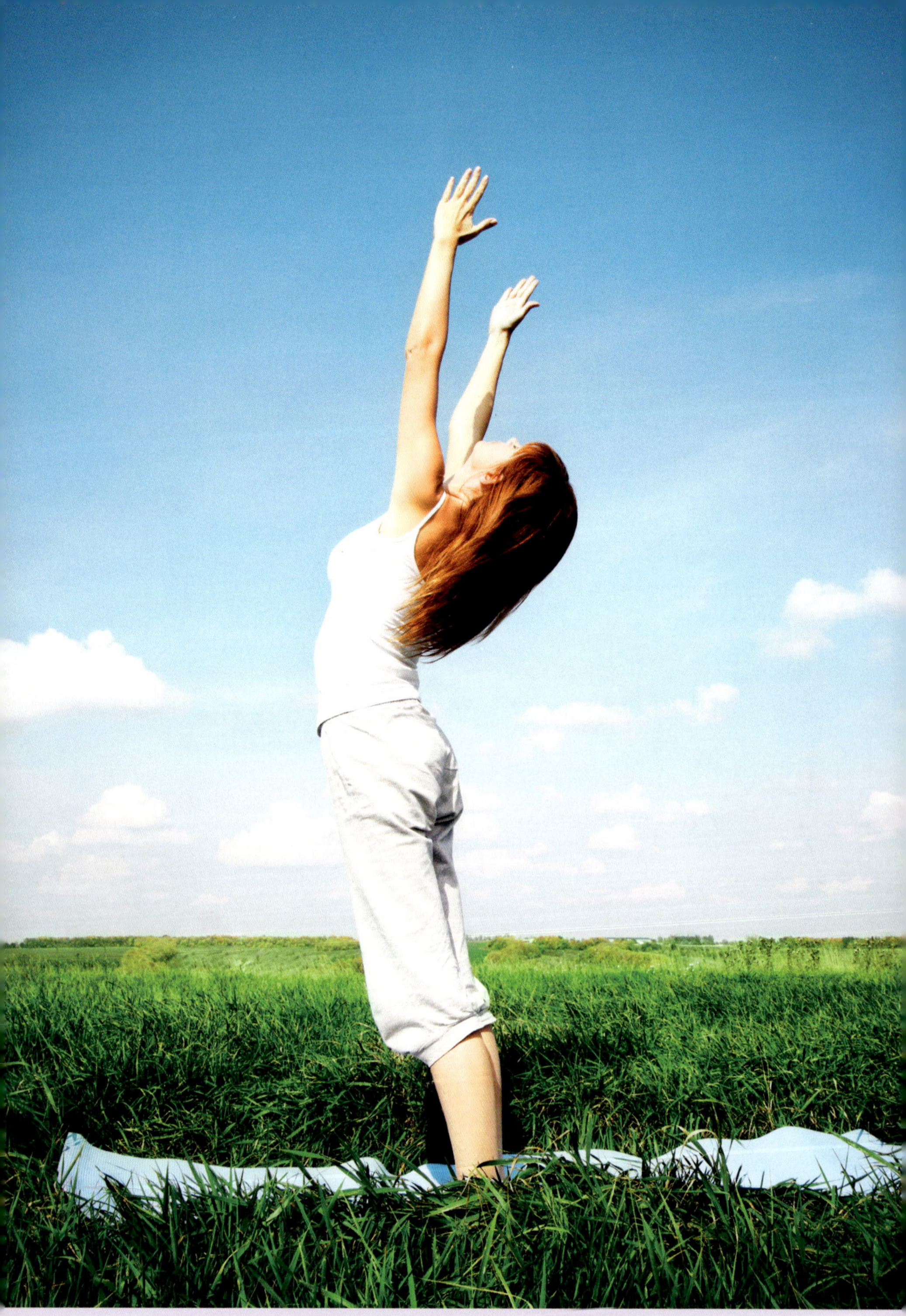

Neue Kraft für den Alltag

In unserer heutigen schnelllebigen und hektischen Zeit wird Entspannung immer wichtiger. Nicht nur für das psychische Wohlbefinden ist sie essenziell, auch vielen körperlichen Beschwerden und Krankheiten, die sich auf Stress zurückführen lassen, können Sie damit vorbeugen bzw. sie abmildern. Entspannungstechniken wie die Meditation, aber auch Konzepte wie Entschleunigung und Achtsamkeit können dabei helfen.

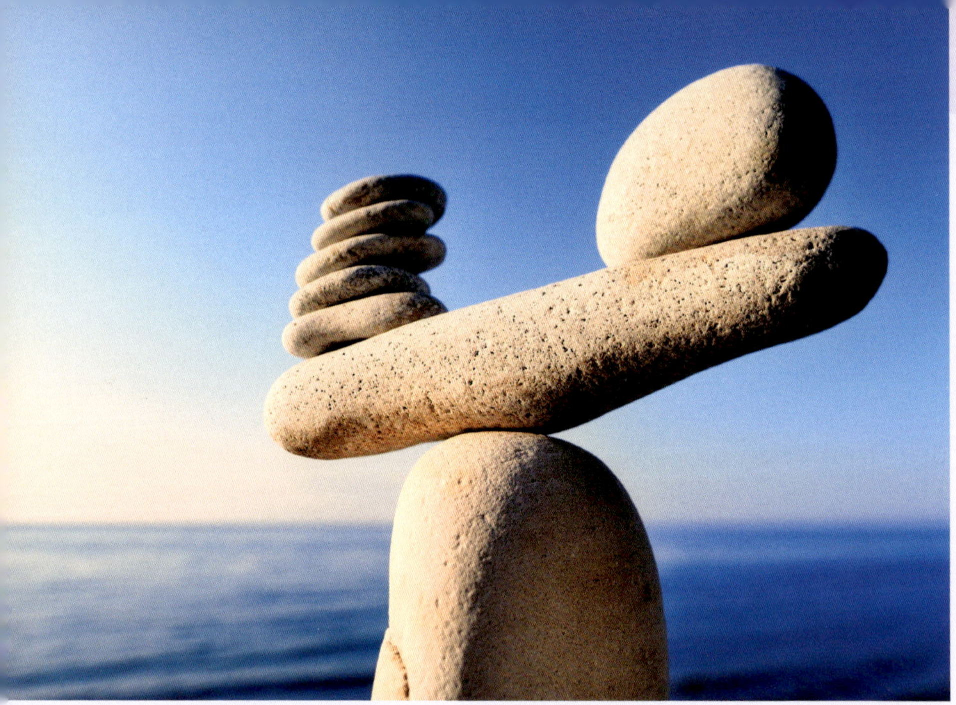

Wenn das Gleichgewicht gestört ist

Leistungsdruck im Job, Streit in der Familie oder einfach nur die alltägliche Hektik im Straßenverkehr oder Einkaufsgetümmel – wer kennt nicht das Gefühl, den vielen Belastungen ohnmächtig und hilflos ausgeliefert zu sein? Solange Sie das alles „locker“ im Griff haben, gibt es keine Probleme. Stress, der bewältigt wird, ist eine wichtige Quelle für Erfolgserlebnisse, Vitalität und Zufriedenheit – „das Salz in der Suppe“, wie der österreichische Stressforscher Hans Seyle (1907–1982) es nannte. Diese positive Form von Stress wird Eustress genannt. Eustress gehört zum Leben wie die Luft zum Atmen.

Läuft Ihnen jedoch alles aus dem Ruder, weil sich die Anforderungen wie ein Bergmassiv vor Ihnen auftürmen, entsteht negativer Stress, der sogenannte Distress. Ihr Wohlbefinden ist beeinträchtigt, Sie fühlen sich gereizt, haben schlechte Laune, unter Umständen stellen sich auch Kopfschmerzen und Muskelverspannungen im Nacken- und Schulterbereich ein. Nicht Sie kontrollieren Ihr Handeln, sondern die Situation hat Sie im Griff. Sie reagieren entweder hektisch oder neigen zu Niedergeschlagenheit. Nicht selten wird die Überforderungssituation auch an Mitmenschen abreagiert.

Ursprünglich einmal überlebenswichtig

Seit Urzeiten läuft im menschlichen Organismus bei Stressreiz ein ganz bestimmtes Programm ab. In der Frühzeit unserer Geschichte war es notwendig, auf drohende Gefahren oder Angriffe körperlich blitzschnell reagieren zu können,

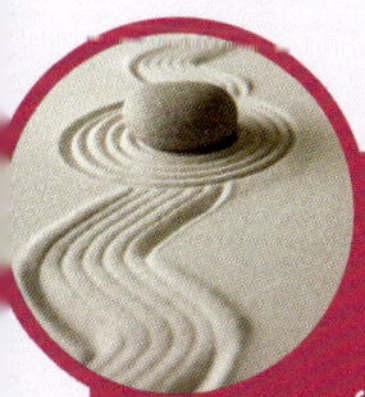

Chronischer Stress

Schlägt das Pendel der Waage immer häufiger in Richtung Überforderung aus oder bleibt es gar dauerhaft dort stehen, hat chronischer Stress von Ihnen Besitz ergriffen. Das Zuviel ist es, was uns krank macht, etwa ständiger Termindruck, häufige Dienstreisen, Lieblosigkeiten zu Hause oder Mobbing am Arbeitsplatz.

sei es in Form von Flucht oder in Form von Angriff (Flight or Fight). Dafür hat unser Organismus ein leistungsfähiges System geschaffen, das in kürzester Zeit ein hohes Maß an Energie zur Verfügung stellt und das Reaktionsvermögen stark erhöht.

Droht Gefahr, setzt augenblicklich die Alarmreaktion ein. Das innere Gleichgewicht ist gestört. Das willentlich nicht steuerbare vegetative Nervensystem regt die Nebennieren an, die Hormone Adrenalin und Noradrenalin sowie die Stresshormone Cortisol und Corticosteron auszuschütten. Aus Kohlenhydraten wird blitzschnell Zucker mobilisiert, der Energiestoff, den Herz und Gehirn in Alarmsituationen dringend benötigen. Die Folgen:

- Die Herzfrequenz erhöht sich.
- Der Blutdruck steigt.
- Die Atmung ist beschleunigt.
- Die Muskeln sind angespannt.
- Die Pupillen weiten sich.
- Die Tätigkeit von Geschlechts- und Verdauungsorganen wird herabgesetzt.

In der darauffolgenden Handlungsphase wird die Situation bewältigt und die bereitgestellten Energien verbraucht. Zumindest ist dies nach dem Ur-Stress-Schema so vorgesehen. In der abschließenden Erholungsphase erfolgt die Regeneration. Diese drei Stressphasen bezeichnet man auch als Anpassungssyndrom.

Stress heute

In früheren Zeiten folgte der Mehrproduktion der Hormone die dazu passende Verhaltensweise. Unser Vorfahre griff seinen Gegner an oder lief, so schnell er konnte, weg, etwa vor einem wilden Tier. Durch die Bewegung wurden die in der Handlungsphase bereitgestellten Energien tatsächlich verbraucht – eine gesunde Stressreaktion. Wo unser Urahne Muskelkraft einsetzte, sitzen wir jedoch in den meisten Fällen da und tun so, als ob nichts gewesen wäre. Wir warten ganz einfach darauf, dass die Stressfolgen wie Herzklopfen wieder verschwinden. Erst nach und nach – das Herz braucht einige Zeit, um wieder normal zu schlagen – bemerken wir, dass die mobilisierte Kraft sozusagen nach hinten losgegangen ist und sich dadurch gegen uns selbst richtet. Ein innerer Stoffwechselstress ist die Folge. Laufen

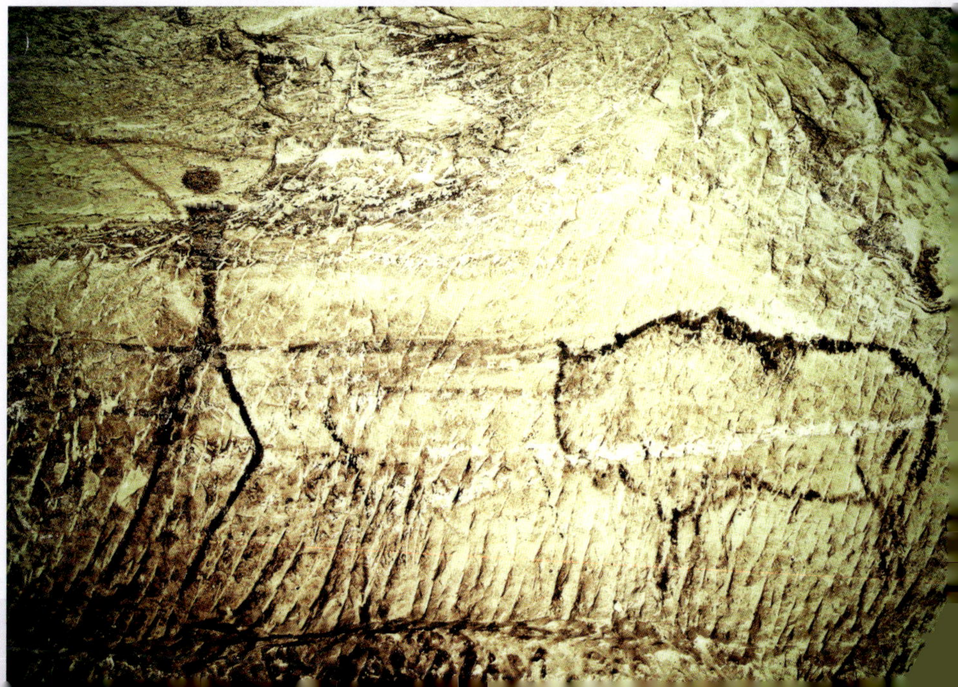

Verhaltensmuster und Stressreaktionen den natürlichen Ur-Programmierungen zuwider, kommt es automatisch zum Ungleichgewicht der Energieverteilung.

Doch nicht nur das: Neben der aufgestauten Energie, die wir nicht loswerden, weil im Alltag Muskelkraft nun einmal nicht gefragt ist, sondern Köpfchen, haben die meisten von uns auch nicht gelernt, die dritte Phase – Erholung und Regeneration – auszuleben. Fehlende Zeit oder andere Gründe hindern sie daran, Körper, Seele und Geist wieder in einen Zustand der Entspannung zu versetzen. Sie bleiben in Alarmbereitschaft, auch wenn die „Bedrohung" längst vorbei ist. Die nächste Stresssituation folgt, ohne dass die vorherige bereits verarbeitet ist. Ein Teufelskreis entsteht.

Die Folgen von Dauerstress

Leichter Stress kann bei vielen Personen durchaus die Konzentration und Leistungsfähigkeit erhöhen. Der Organismus ist hellwach und bereit zu reagieren. Solch ein Stress ist für sich nicht ungesund. Dauert der Stress jedoch über Wochen oder sogar Monate an, werden wir mit Adrenalin und Co. regelrecht zugeschüttet. Unser Blutdruck steht auf Dauerhoch und wir stehen unter Strom. Jeder Mensch reagiert unterschiedlich auf negativen Stress. Während bei den eher nervösen und aufbrausenden Menschen das Blut unter Hochdruck durch die Adern jagt und sie schlimmstenfalls einen Herzinfarkt erleiden, schlägt Stress denjenigen auf den Magen, die Ärger und Frust immer nur herunterschlucken. Ein anderer Stress-Typ kämpft mit Heißhunger-

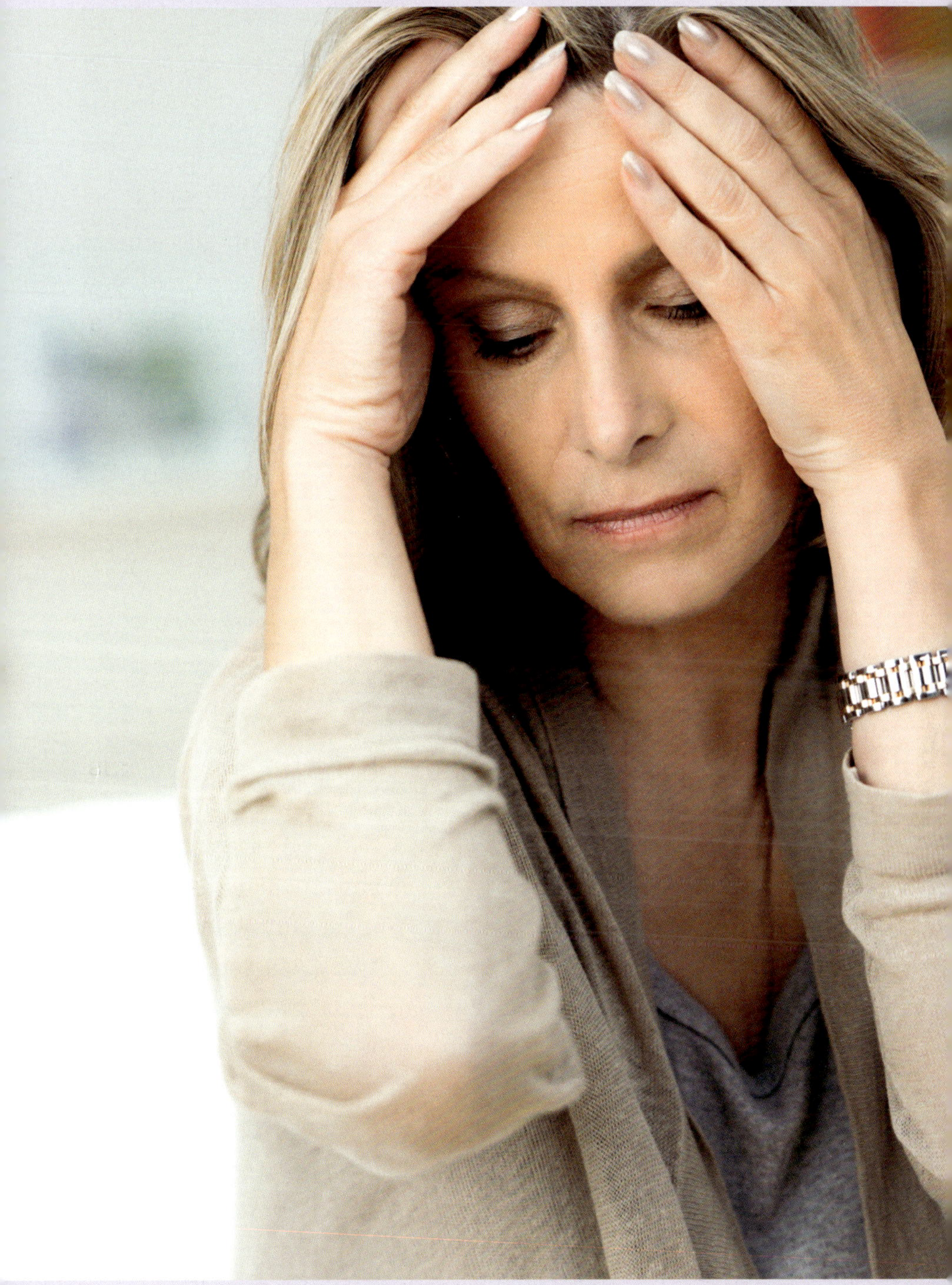

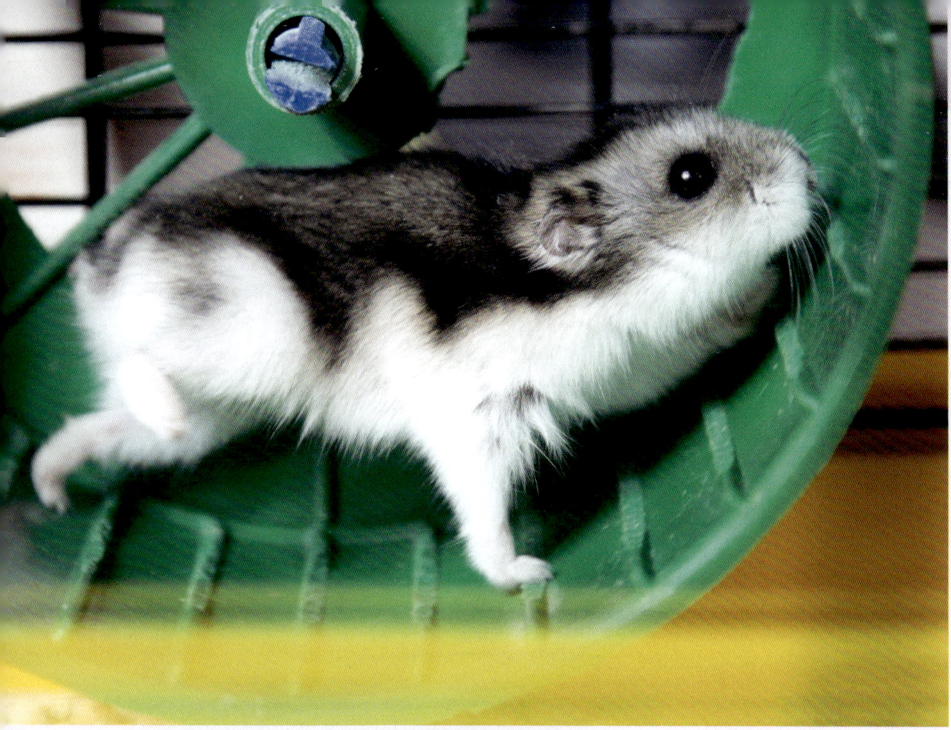

attacken: Seine ausufernden Speckröllchen ziehen Bluthochdruck, Arteriosklerose und Diabetes magisch an. Wer Genussmittel im Übermaß konsumiert, um auf diese Weise vermeintlich den Belastungen zu trotzen, ist nicht weniger gefährdet. Die Folgen von exzessivem Nikotin- und Alkoholgenuss sind weitläufig bekannt.

Das Problem: Viele Gestresste wissen gar nicht genau, was sie eigentlich aus der Balance bringt – und deshalb auch nicht, an welchem Rädchen sie drehen müssten, um das „Hamsterrad" der Belastung zum Stillstand zu bringen. Gelingt es jedoch nicht, die Stressoren auszuschalten und den Stress gesund zu bewältigen, gehen wertvolle Energieressourcen zugrunde. Der Körper zeigt erste Warnsignale, wie Unruhe, Kopfschmerzen und Schlafstörungen. Auf Dauer können daraus ernsthafte Erkrankungen entstehen.

Stress als Gesundheitsrisiko

Wenn eine Überlastungssituation sehr lange anhält bzw. Stress immer wieder neu entsteht, treten vermehrt Krankheitssymptome auf – der Körper kann sich nicht mehr entspannen und erholen. Immer mehr Menschen klagen über Stresssymptome, die sich auf die Psyche genauso auswirken wie auf die Befindlichkeit des Körpers. Es kann zu leichten, aber auch schweren Krankheiten kommen. Etliche Studien haben die negativen Auswirkungen von Stress belegt. So kommt es hierbei zu einer erhöhten Konzentration von Adrenalin oder Noradrenalin im Blut, was langfristig Schäden an den Blutgefäßen nach sich zieht. Bluthochdruck oder Herzinfarkt können die Folge sein. Jüngst konnten auch molekulare Veränderungen in den Körperzellen festgestellt werden. In Stresssituationen wird zudem ein bestimmtes Eiweiß (Protein) in den Zellen aktiv, das Entzündungen auslöst und Abbauprozesse in Gang hält.

Stresssymptome

Dauerstress ist ein Gift. Doch nicht nur der Körper zeigt erste deutliche Alarmsignale. Auch die Seele leidet. Wenn für Sie Überforderung ein aktuelles Problem ist, leiden Sie wahrscheinlich an einem oder mehreren der unten aufgelisteten Symptome.

- Körperliche Symptome: Mangel an Energie, chronische Müdigkeit, Muskelverspannungen, Veränderungen des Körpergewichts, erhöhte Anfälligkeit für Infektionen, Schlafstörungen, Spannungskopfschmerzen, Magen-Darm-Beschwerden, hoher Blutdruck, vermehrtes Schwitzen, ungesunde Essgewohnheiten, unkontrollierter Genussmittelkonsum
- Emotionale Symptome: Gefühl der Niedergeschlagenheit, Heulanfälle und Weinkrämpfe, Gefühl, leer und ausgebrannt zu sein, Gefühl der Vereinsamung, Mutlosigkeit, Hoffnungslosigkeit, Überempfindlichkeit, innere Anspannung, Nervosität und Gereiztheit, Apathie, Verlust der Selbstachtung, Gefühl der Unzulänglichkeit und Minderwertigkeit, Verlust des Selbstbewusstseins, sozialer Rückzug
- Geistige Symptome: Konzentrationsschwäche, Grübelei, geistige Abwesenheit, Denkblockaden und Gedächtnisstörungen, Leistungsabfall

Psychische Folgen von Stress

So unterschiedlich die individuellen Reaktionen auf Stress auch sein mögen, eins steht fest: Immer mehr Menschen erkranken psychisch, weil sie mit den Überforderungen der Doppel- und Dreifachbelastungen nicht mehr fertig werden. Irgendwann ist der Punkt erreicht, an dem die Energiespeicher leer sind und die Kraft fehlt, eigenverantwortlich den

Teufelskreis zu durchbrechen. Laut Untersuchungen nehmen die psychisch bedingten Krankheitsfälle kontinuierlich zu. Die Liste dominieren Depressionen und neurotische Erkrankungen. Dazu gehören beispielsweise Angsterkrankungen, Zwangsstörungen, Reaktionen auf schwere Belastungen, psychosomatische Erkrankungen und das Burnout-Syndrom.

Selbsttest Burnout-Gefährdung

Wenn Sie schon morgens keine Lust haben, ins Büro zu fahren, dann kann das ein kurzfristiges Tagestief sein. Wenn Müdigkeit, Konzentrationsschwächen, Schlafstörungen und Probleme im zwischenmenschlichen Bereich hinzukommen, dann leiden Sie möglicherweise unter dem Burnout-Syndrom (engl. to burn out = ausbrennen). Dahinter verbirgt sich die totale Erschöpfung von Körper und Geist.

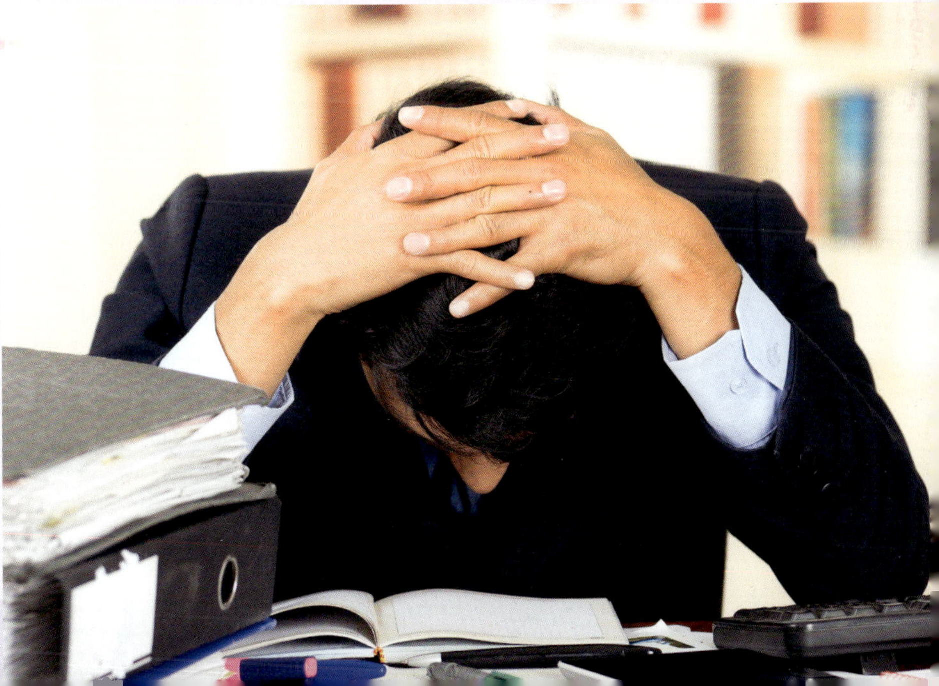

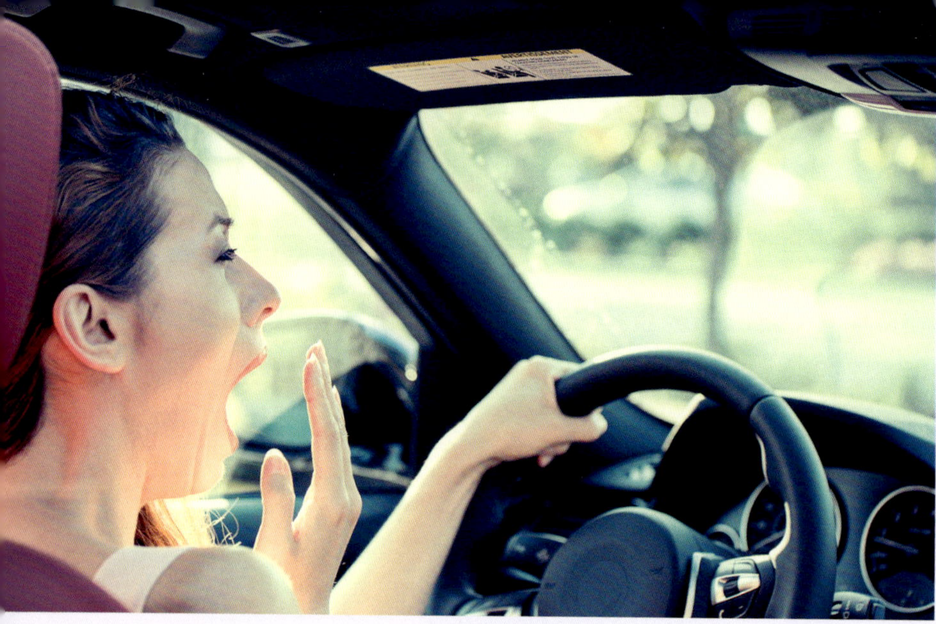

Anhand der folgenden Checkliste können Sie selbst beurteilen, wie gefährdet Sie sind:

- Sie wachen regelmäßig schon morgens mit Kopfschmerzen auf.
- Ohne Aufputschmittel läuft bei Ihnen so gut wie gar nichts mehr.
- Sie machen freiwillig viele Überstunden.
- Sie halten sich im Job für unentbehrlich.
- Soziale Kontakte haben Sie nur noch im Job, Ihre Freunde melden sich nicht mehr.
- Ihr Partner hat sich von Ihnen zurückgezogen.
- Ihre Kinder gehen eigene Wege und reden nicht mehr mit Ihnen.
- Sie fühlen sich immer gehetzt und haben nie Zeit.
- Eigene Bedürfnisse vernachlässigen Sie.
- Sie sind immer müde und schlafen schlecht. Morgens fühlen Sie sich wie gerädert.

- Sie sind antriebslos und ohne Elan.
- Sie haben Schwierigkeiten, sich zu konzentrieren.
- Sie ernähren sich unausgewogen.
- Sie trinken regelmäßig Alkohol, um abschalten zu können.

Können Sie mehr als fünf Fragen mit „Ja" beantworten? Dann sollten Sie dringend die Notbremse ziehen und über entsprechende Gegenmaßnahmen nachdenken.

Was löst Stress aus?

Was jeder Einzelne als Stress erlebt, ist unterschiedlich: Den einen belastet etwas, was beim anderen möglicherweise sogar Energien freisetzt. Es sind also nicht die von außen kommenden Reize – sie werden Stressoren genannt –, die den Stress ausmachen, entscheidend ist vielmehr die Reaktion des Einzelnen, wenn er mit Anforderungen oder Bedrohungen konfrontiert wird. Die Stärke der Reaktion wiederum hängt wesentlich davon ab, welche Bedeutung die jeweilige Situation für den betroffenen Menschen hat und wie er die eigenen Bewältigungsmöglichkeiten einschätzt.

Die Stressanalyse: Wie reagieren Sie auf Stress?

Wenn Sie Ihre persönlichen Stressoren notiert haben, gehen Sie einen Schritt weiter und analysieren Sie Ihre eigenen Reaktionen auf den Stress. Stellen Sie sich dazu folgende Fragen:

- Was denke ich in dieser Situation? Was sage ich dann zu mir selbst? Häufig ist es so, dass man in Stresssituationen gedanklich einen negativen Ausgang des Ereignisses vorwegnimmt.
- Welche Gefühle habe ich dabei? Habe ich Angst, bin ich wütend, aggressiv oder niedergeschlagen?
- Wie zeigt sich das in meinen körperlichen Reaktionen? Schlägt mein Herz schneller? Erröte ich? Atme ich schneller als gewöhnlich? Zittern meine Hände? Bekomme ich feuchte Hände?
- Wie verhalte ich mich dann? Rauche ich erst mal eine Zigarette? Reagiere ich anderen gegenüber gereizt?
- Welche Nachwirkungen hat die Belastungssituation? Habe ich bei Ärger im Büro auch zu Hause noch schlechte Laune? Schlafe ich schlecht? Esse ich zu viel oder zu we-

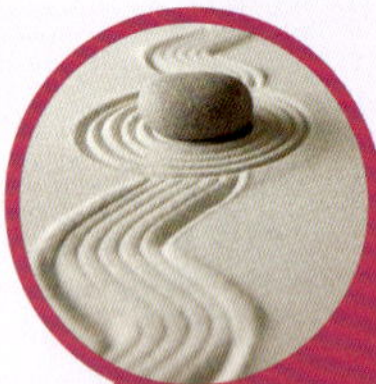

Stressoren herausfinden

Ein erster Schritt, die Stressursachen an der Wurzel zu packen, besteht darin, die individuellen Stressoren zu Papier zu bringen. Wer seine eigenen stressauslösenden Momente kennt, ist eher in der Lage, Bewältigungsmaßnahmen zu entwickeln. Gehen Sie also der Frage nach, was bei Ihnen Stress auslöst. Mögliche Stressoren können sein: Konflikte mit Kollegen oder Vorgesetzten, Mobbing, Versagensangst, Zeitdruck, Streit mit Ehemann/-frau, Probleme mit den Kindern, schlechte Arbeitsbedingungen, ungerechtfertigte Kritik, Überlastung im Haushalt, Eltern, die Unterstützung brauchen, Verkehrsstau, ein neuer Aufgabenbereich, unerfüllte Wünsche, Straßenlärm, Schmerzen und Krankheit, Ärger mit Nachbarn, Schulden, Verlust eines Angehörigen, Unterforderung und Langeweile, Arbeitsplatzwechsel oder schlechte Wohnverhältnisse.

nig? Rauche ich mehr? Trinke ich mehr Alkohol? Fällt es mir schwer, abzuschalten?

Stressausgleich einleiten

Möglicherweise gelingt es Ihnen nach dieser Analyse, Ihren eigenen Stressausgleich einzuleiten. Es gibt verschiedene Ansatzpunkte, damit zwischen den Anforderungen, die an Sie gestellt werden, und Ihren Handlungsmöglichkeiten wieder ein Gleichgewicht entsteht.

▸ **Verändern und reduzieren Sie Ihre Belastungen:** Unter Umständen müssen Sie in Ihrer Umgebung einiges verän-

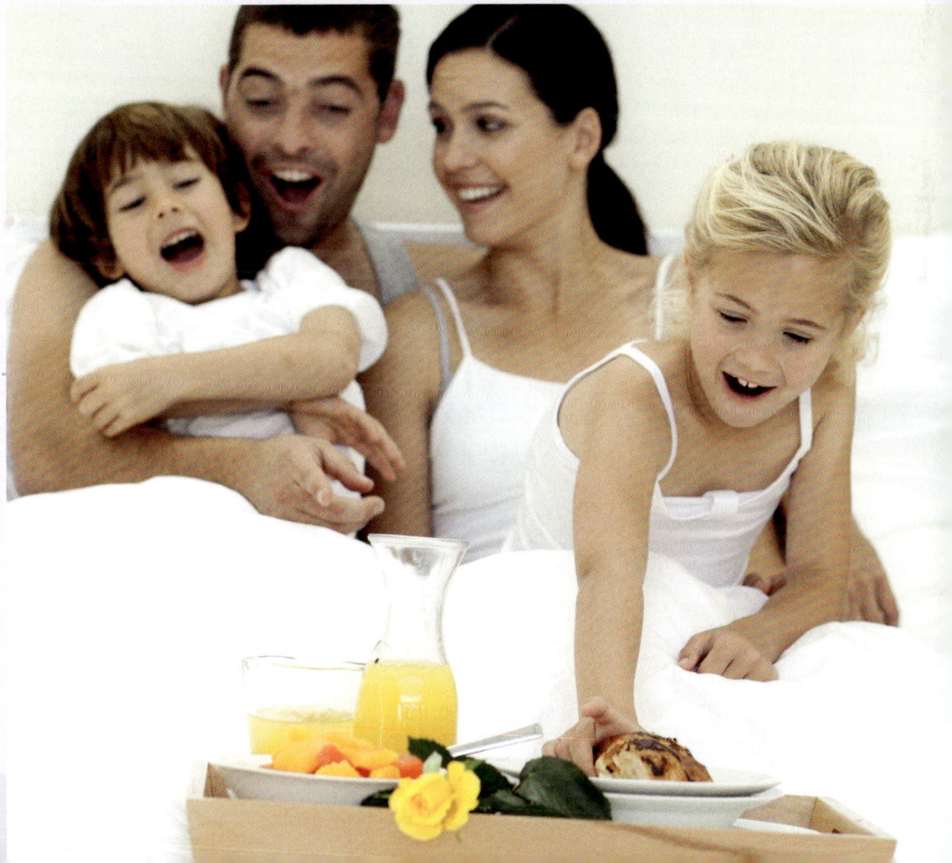

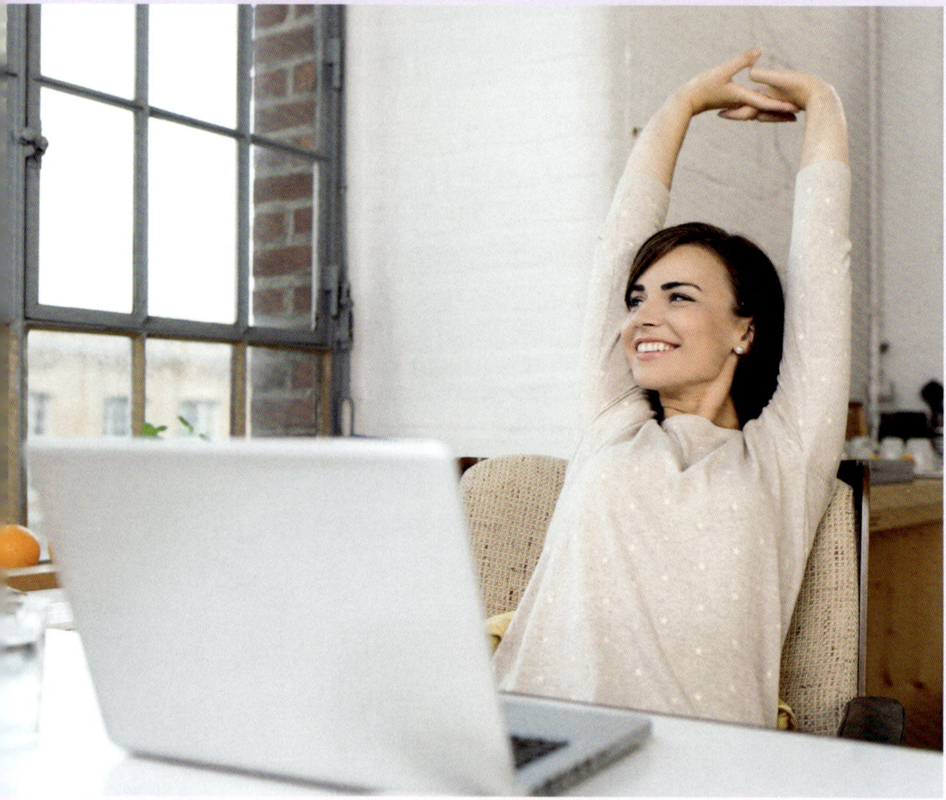

dern. Da wäre etwa die Arbeitsteilung in der Familie: Delegieren Sie Aufgaben an Ihren Partner und/oder Ihre Kinder. Sie sind nicht für alles allein verantwortlich. Auch im Job müssen Sie nicht jede noch so banale Aufgabe an sich reißen, und keiner erwartet von Ihnen, dass Sie perfekt sind. „Entrümpeln" Sie gründlich. Befreien Sie sich von unnötigen Verpflichtungen, Terminen und zu hohen Ansprüchen!

▸ **Entwickeln Sie Bewältigungsmöglichkeiten:** Ändern Sie Ihr Verhalten und Ihren Lebensstil, um mit den Anforderungen, die Sie nicht vermeiden können, besser umgehen zu lernen. Auch das Einüben von Entspannungsmethoden, etwa Meditations- und Achtsamkeitsübungen, kann helfen.

▸ **Gewinnen Sie eine optimistischere** Lebenseinstellung: Versuchen Sie, den Sie stressenden Anforderungen positive Seiten abzugewinnen. Entwickeln Sie mehr Vertrauen in Ihre Stärken. Denken Sie nicht gleich an das Schlimmste. Oft werden Situationen unter Stress überbewertet. Vergeuden Sie Ihre Energie nicht damit, sich darüber zu ärgern, was alles passieren könnte. Denken Sie positiv!

▸ **Stress-Soforthilfe:** Wenn es einmal schnell gehen soll: Ärger lautstark herausschreien, auf den Tisch schlagen oder in ein Kissen boxen (ohne Zeugen). Sie werden sich wundern, wie entspannt Sie sich danach fühlen!

Der Weg zu neuem Gleichgewicht

Ein Gleichgewicht zwischen An- und Entspannung zu finden, ist eine Kunst – ebenso wie es dann auch zu halten. Jeder Gleichgewichtszustand ist von Natur aus labil. Man hält die Balance oder nicht – einen Zustand dazwischen gibt es nicht. An einem bestimmten Punkt ändert sich der Zustand – zugunsten oder zuungunsten des Gleichgewichts, dabei gibt es keinen Spielraum. Es ist also leichter, das Gleichgewicht zwischen An- und Entspannung zu halten, als es immer wieder zu verlieren und sich neu einzupendeln.

Ausgeglichen durch aktive Entspannung

In Stresssituationen verbraucht Ihr Körper sehr viel Energie, um die bestehende Anspannung halten zu können – Energie, die ihm an anderer Stelle für wichtige Aufgaben fehlt. Aktives Entspannungstraining hilft, Ihre Batterien wieder aufzuladen. Sie erholen sich von den Alltagsbelastungen und Körper, Geist und Seele finden zu innerer Harmonie zurück.

Insgesamt tragen regelmäßig ausgeführte Entspannungsübungen dazu bei, dass Sie Ihren Körper bewusster wahrnehmen und verantwortungsvoller mit ihm umgehen. Die Reihe von Entspannungstechniken, die Ihre persönliche Stressbewältigung unterstützen können, ist vielfältig: Atemübungen etwa wirken auf das vegetative Nervensystem. Tai Chi und Yoga zielen auf den Bewegungsapparat, Meditation, Selbsthypnose und Visualisierungen auf geistige Prozesse. Probieren Sie einfach aus, was Ihnen am besten beim Abschalten und Regenerieren hilft! Bleiben Sie bei der Methode, die Ihnen gefällt und wenden Sie diese möglichst jeden Tag an.

Bauen Sie sich einen Schutzwall auf, indem Sie durch gezielte Entspannung für einen Ausgleich sorgen. Nicht nur Ihre Leistungsfähigkeit verbessert sich damit, auch ihre emotionale Befindlichkeit wird erhöht. Durch eine größere Stressresistenz finden Sie zu mehr Lebensfreude und Vitalität. Ihr Immunsystem wird Ihnen dies z. B. damit danken, dass Erkältungskrankheiten kaum noch eine Chance haben. Körper, Seele und Geist profitieren also gleichermaßen.

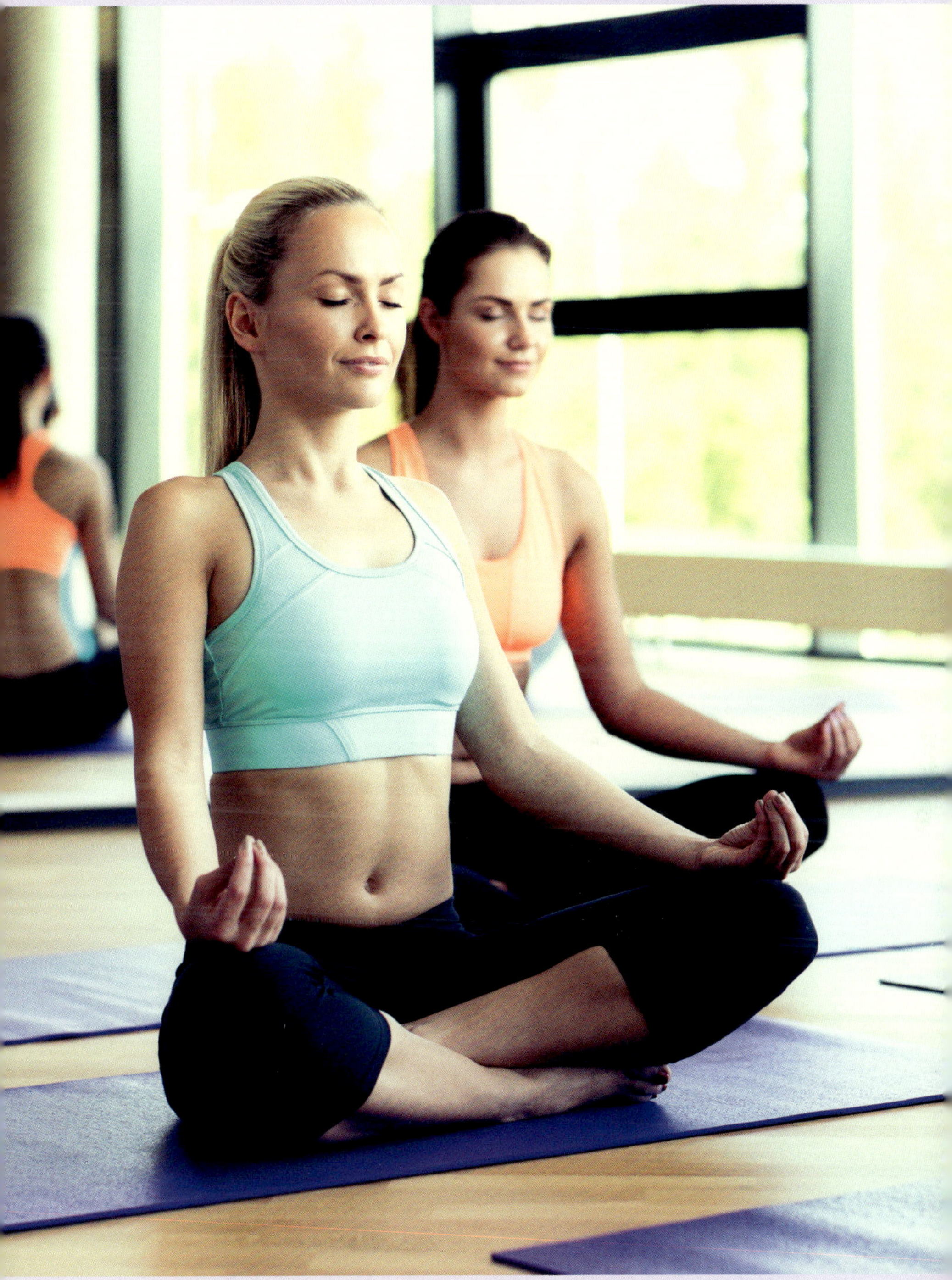

Meditation

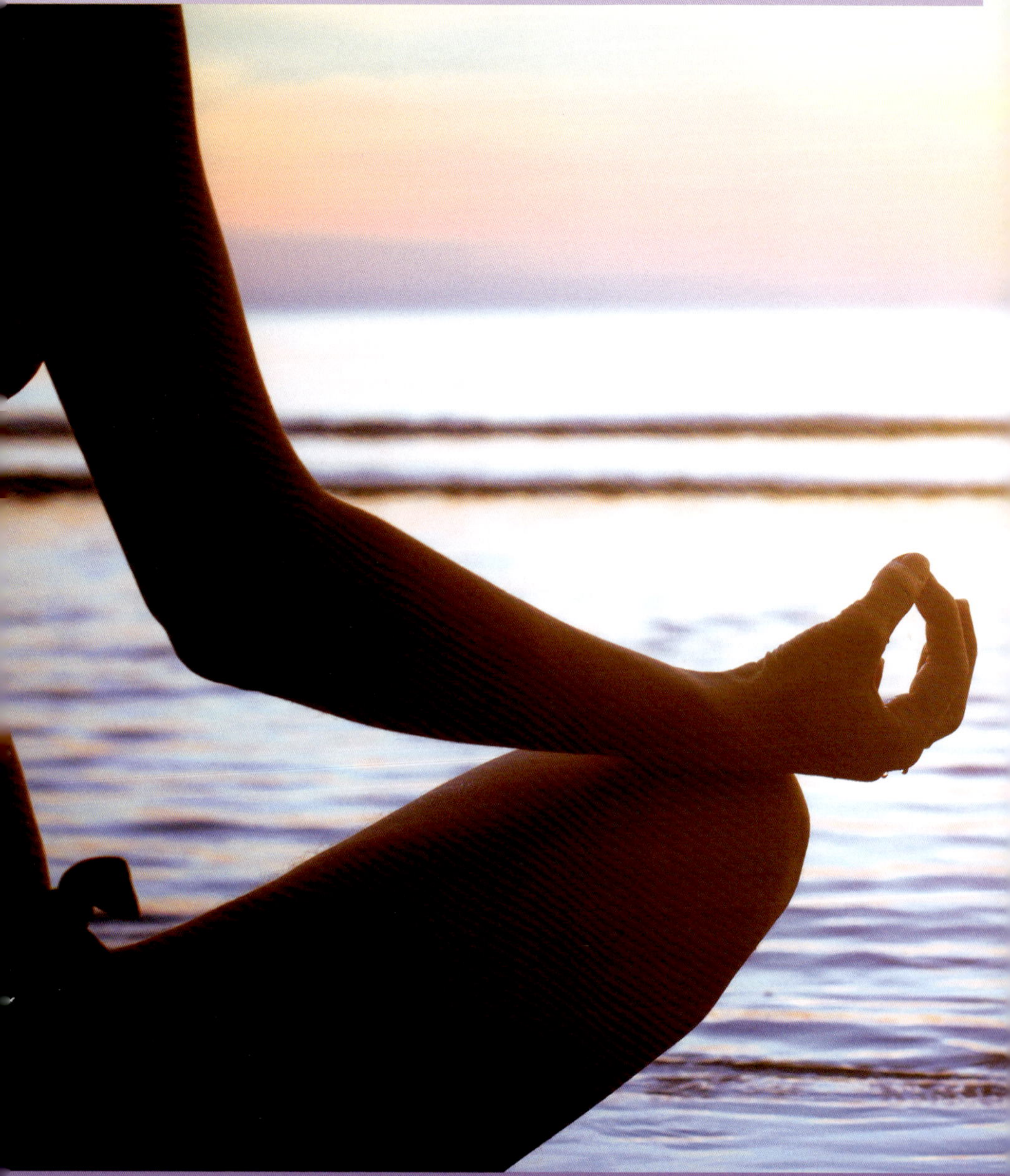

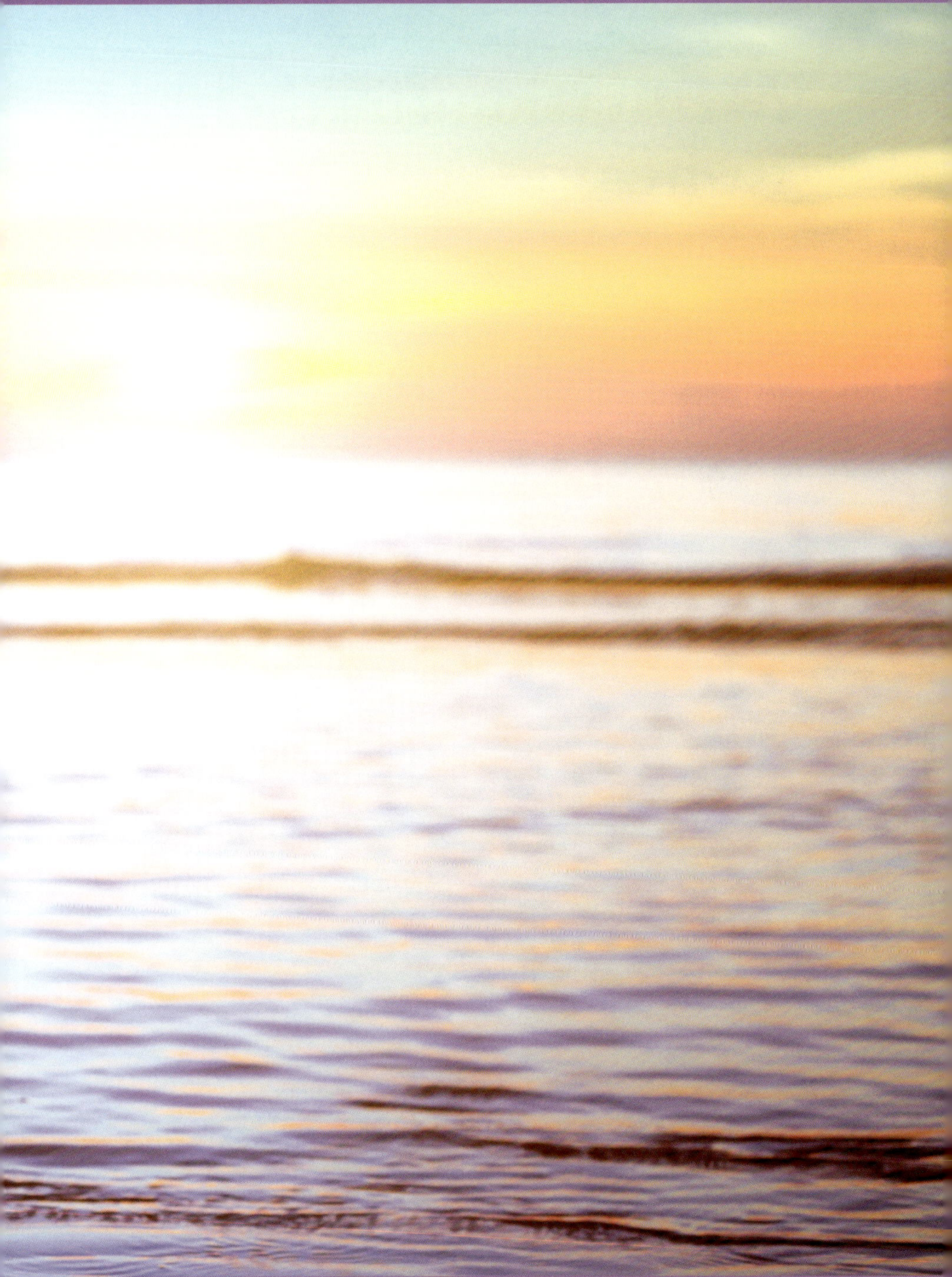

Meditation für mehr Ruhe und Achtsamkeit

Ein Weg zu mehr Balance und Entspannung ist Meditation. Sie ist nicht nur etwas für realitätsferne Esoteriker und langhaarige Hippies, sondern hilft auch der gestressten Hausfrau oder dem hektischen Manager, wieder ins Gleichgewicht zu kommen. Sie schenkt Ruhe, führt zu einem wachen Geist und kann Ihr Leben auf vielfältige Weise bereichern.

Was ist Meditation?

Das Wort „Meditation" stammt aus dem Lateinischen und bedeutet soviel wie „Nachsinnen" oder „in die Mitte gehen". Meditation ist eine in vielen Kulturen und Religionen verbreitete spirituelle Übung. Sie hat zum Ziel, den Geist zu sammeln und zur Ruhe zu bringen. Ursprünglich war Meditation ausschließlich Teil östlicher Kulturen und Religionen, mit dem Ziel, durch spirituelle Versenkung mit dem Göttlichen eins zu werden. Heute wird sie auch zur Verbesserung des irdischen Wohlgefühls angewandt, um Stress, Alltagssorgen, berufliche und private Probleme oder innere Verspannungen auszugleichen. Wer meditiert, will einen Zustand der Gedankenfreiheit erreichen, einen Augenblick der tiefen Versenkung und absoluten Entspannung. Dies kann über eine Vielzahl von Übungen geschehen, z. B. Konzentrations-, Achtsamkeits- oder Atemübungen. Es gibt passive Meditationstechniken, die man im stillen Sitzen ausführt und aktive Meditationstechniken, die z. B. durch lautes Rezitieren, körperliche Bewegung und achtsame Handlungen praktiziert werden. Jeder sollte hierbei selbst ausprobieren, was am besten zu ihm passt.

Was passiert bei der Meditation?

Die Technik bei der Meditation besteht darin, sich intensiv auf einen Gegenstand zu konzentrieren. Das kann ein Punkt im Raum sein, es können aber auch Klänge oder bestimmte Bilder (Mandalas) sein. Auch die tonlose Wiederholung einer Silbe (Mantra) oder der Rhythmus des eigenen Atems ist als Meditationsform möglich. Der Meditierende erreicht so einen Zustand des An-Nichts-Denkens, der in wenigen Minuten so viel Entspannung und Kraft schenken kann wie stundenlan-

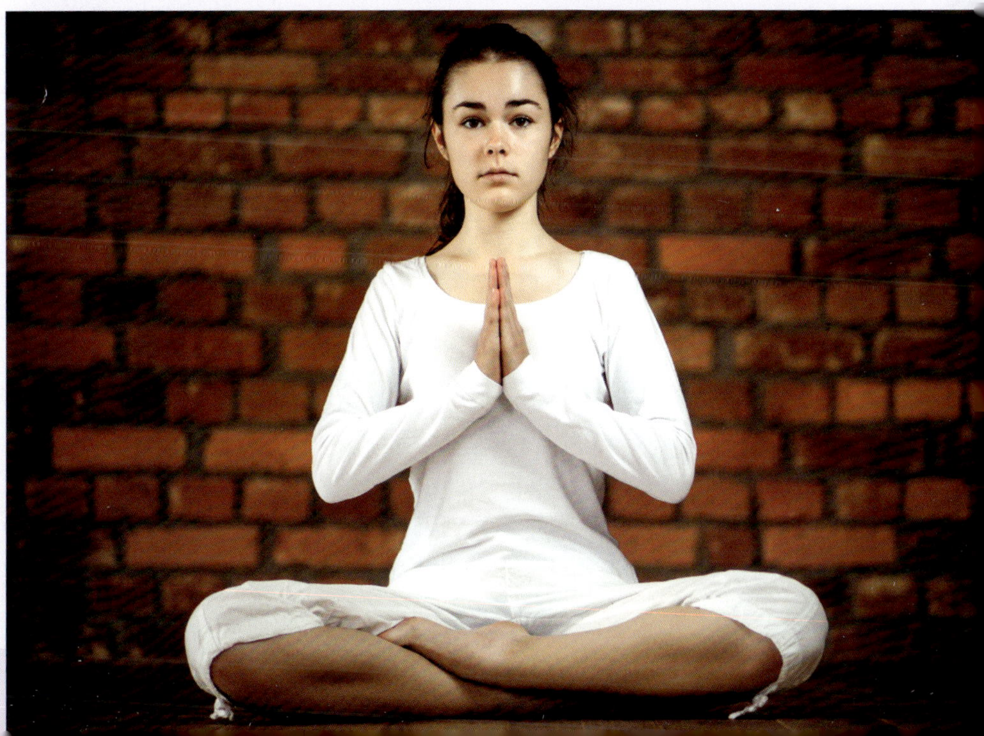

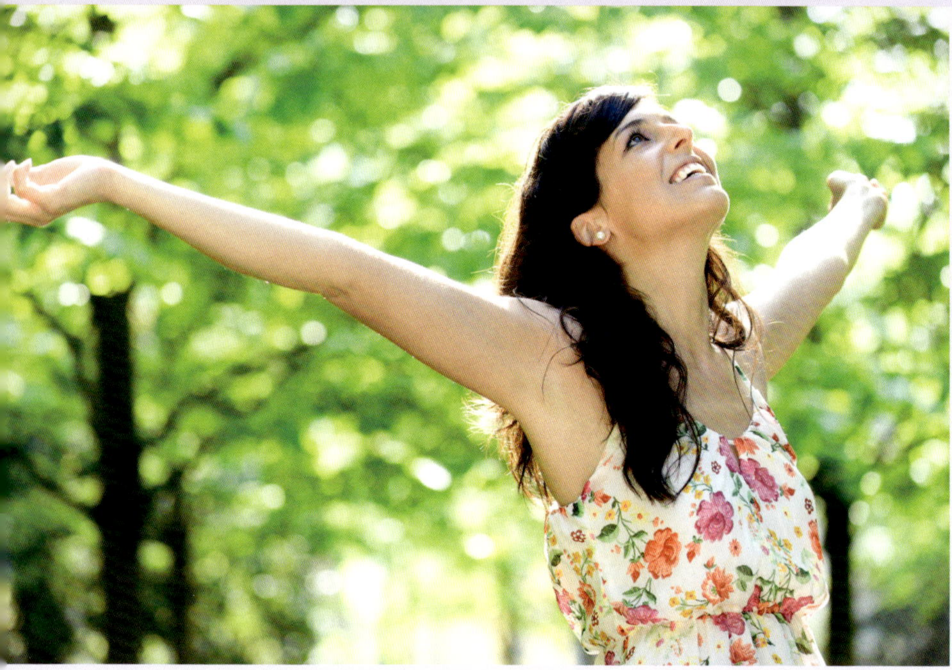

ger Schlaf. Das ist nicht so einfach, wie es sich anhört und braucht besonders am Anfang Ausdauer und Geduld, bis sich die ersehnte und erwünschte Ruhe einstellt.

Jeder Mensch erfährt Meditation anders. Für die einen bedeutet sie innere Einkehr oder zur Ruhe kommen, auf andere wirkt sie belebend und inspirierend. Dieser Bewusstseinszustand kann auf unterschiedliche Weise erreicht werden, an der Wirkung verändert sich dadurch nichts. Dass die Methode funktioniert, beweisen wissenschaftliche Untersuchungen. Während der Übungen verlangsamt sich der gesamte Stoffwechsel: Der Herzschlag beruhigt sich, die Atmung wird tief und regelmäßig und der elektrische Hautwiderstand, bei Stress verringert, steigt wieder an.

Was bewirkt Meditation?

Meditation wirkt sich auf Körper, Geist und Seele beruhigend aus. Wer meditiert, löst Gefühle von Anspannung, Angst oder Stress auf. Meditation macht geistig frisch und sorgt für Gelöstheit, Ausgeglichenheit, Ruhe und Wohlbefinden. Auch Konzentration und Aufmerksamkeit steigen. Durch die tiefe gleichmäßige Atmung wird die Sauerstoffzufuhr erhöht und das Gehirn besser durchblutet. Meditation entspannt das Nervensystem und beugt so stressbedingten Krankheiten vor. Sie harmonisiert das Hormonsystem, und das Immunsystem wird gestärkt. Die verschiedenen Entspannungsübungen verringern die Muskelspannung und regulieren Herz-Kreislauf- sowie Atemtätigkeit. Meditieren hilft außerdem hervorragend bei Spannungskopfschmerzen und Schlafstörungen. Kurzfristig hilft die Entspannung als Sofortmaßnahme gegen stressbedingte Beschwerden, langfristig verbessert sich hierdurch die Stresstoleranz.

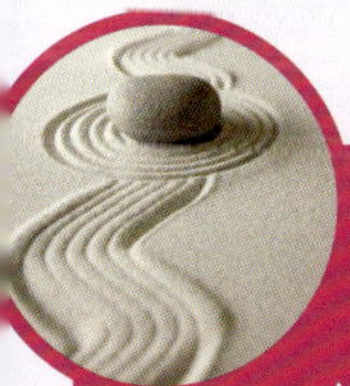

Keine Realitätsflucht

Denken Sie daran: Meditation ist nicht als Flucht vor der Wirklichkeit gedacht, sondern als Weg, der Wirklichkeit gelassen zu begegnen. Dadurch verhilft Meditation nicht nur zu mehr innerer Ruhe, sie ist auch aktivierend und kreativitätssteigernd, da sie intuitives Reagieren und den ungehemmten Fluss von Assoziationen fördert.

Wie meditiert man richtig?

Bei dem Wort Meditation denken viele wahrscheinlich an einen hageren Guru im Lotussitz, der „Om, om“ vor sich hin murmelt. Doch keine Sorge: Sie müssen sich weder herunterhungern noch in eine Stellung zwingen, die Ihre Beine nicht mitmachen wollen. Setzen Sie sich zum Meditieren einfach an einem ruhigen Ort, an dem Sie niemand stört und an dem keinerlei Nebengeräusche auf Sie einströmen, in bequemer Haltung auf den Boden. Das kann z. B. im Schneidersitz, Fersensitz oder Lotussitz sein. Es gibt verschiedene Formen der Meditation. Manche konzentrieren sich auf die Atmung. Bei anderen wiederum wird die gesamte Aufmerksamkeit auf ein Wort, einen Laut oder ein Mantra wie „Om“ oder „Ramah“ gelegt. Wie auch immer Sie meditieren wollen: Befreien Sie Ihren Kopf von traurigen oder sorgenvollen Gedanken. Der Ärger mit dem

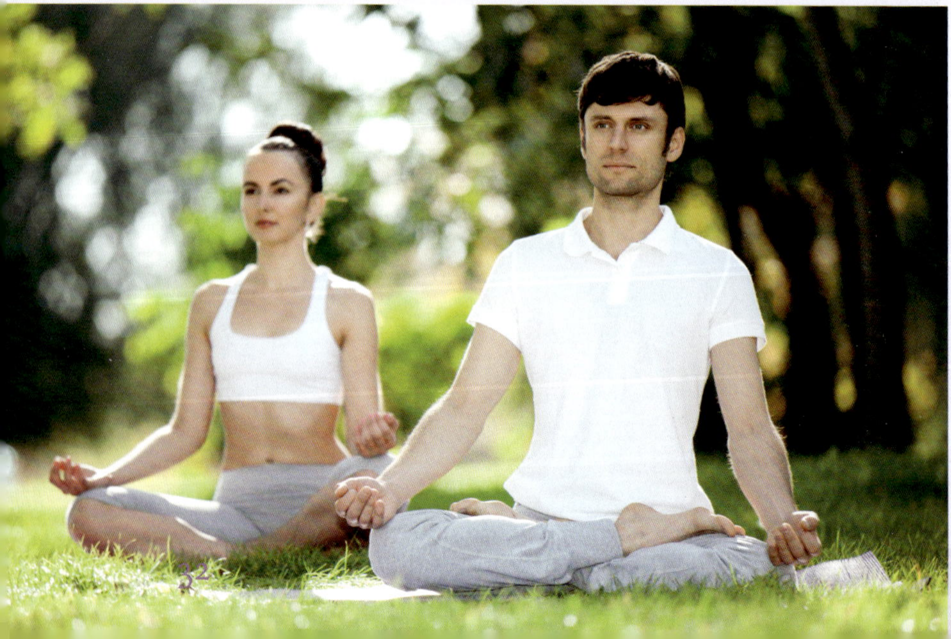

Chef oder Streitigkeiten in der Familie sind danach schnell vergessen.

Meditationsformen

Es gibt so viele verschiedene Meditationsformen, dass jeder problemlos diejenige finden kann, die ihm persönlich zusagt. Folgendes sind einige Beispiele für passive und aktive Meditationsformen.

Mantra-Meditation

Das Wort „Mantra“ bedeutet im Sanskrit „Instrument des Denkens oder Rede“. Mantren werden im Yoga, in der Meditation und im Gebet eingesetzt. Sie sollen die mentalen und spirituellen Energien freisetzen und im Körper Schwingungen auslösen, die eine heilsame Wirkung auf das Bewusstsein haben sollen. Es handelt sich hierbei um kurze Wortfolgen oder Silben (z. B. „Om“, „Ruhe“ oder „Frieden“), manchmal auch um Namen von Gottheiten, die mehrmals hintereinander rezitiert werden. Sie können laut gesprochen, gesungen, geflüstert oder auch nur in Gedanken wiederholt werden.

Chakra-Meditation

Chakras sind Energiezentren im Körper. Durch sie fließt die kosmische Energie. Mit Meditationsübungen können die Chakras, die jeder Mensch hat, erweckt werden. Sie befinden sich entlang der Wirbelsäule. Insgesamt gibt es sieben Haupt-Chakras: Muladhara (Wurzel- oder Basischakra), Svadhishthana (Sakral- oder Sexualchakra), Manipura

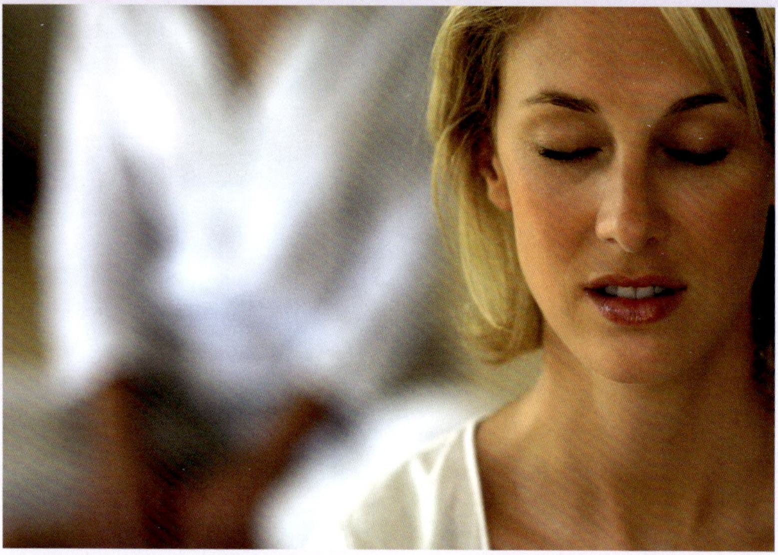

(Nabelchakra), Anahata (Herzchakra), Vishuddhi (Hals- oder Kehlchakra), Agya (Stirnchakra oder Drittes Auge) und Sahasrara (Kronen- oder Scheitelzentrum). Chakra-Meditationen arbeiten z. B. mit Atmung, Konzentration, achtsamem Spüren, Farbvisualisierungen, Mantren und Mudras (Handgesten), um bestimmte Chakren zu öffnen und zu aktivieren.

Atemmeditation

Die Atemmeditation ist eine der beliebtesten Meditationsformen des Buddhismus. Hierbei richtet man seine Aufmerksamkeit auf das Atmen und die Atemstille, ohne die Atmung dabei zu beeinflussen. Der Übende beobachtet den Atem oder einzelne Aspekte davon (z. B. die Bewegung, Empfindung oder den Luftstrom). Das Atmen dient als Anker, wenn der Geist während der Meditation abschweift. Um die Konzentration auf die Atmung zu erleichtern, kann man die Atemzüge auch zählen. Im Verlauf der Übung nehmen geistige Ablenkungen immer mehr ab und die Achtsamkeit und geistige Sammlung nimmt zu.

Visualisierungen

Unser Unterbewusstsein wirkt auf Wahrnehmung und Handeln wesentlich stärker als uns gemeinhin bewusst wird. Visualisierungen, Imaginationen und Fantasiereisen machen sich diese intuitiven Fähigkeiten zunutze. Die Kraft der inneren Bilder kann z. B. dabei helfen, ein bestimmtes Ziel zu erreichen. Hierbei wird es möglich, das Vorgestellte intuitiv über das Unterbewusstsein umzusetzen. Vorgestelle Bilder können Ihnen z. B. dabei helfen zu entspannen. Hierzu versenkt man sich ganz in eine angenehme Vorstellung und bezieht dabei möglichst viele Sinneseindrücke mit ein. Dies hilft dabei, zur Ruhe zu kommen.

Yoga

Die jahrtausendealte Lehre aus Indien ist eine Meditation der Bewegung, die mittlerweile auch als Entspannungsmethode anerkannt ist. Das Wort stammt aus dem Sanskrit und bedeutet soviel wie „zusammenbinden, anspannen, anschirren, anjochen“ – geht es doch auch beim Yoga darum, sich den strengen Regeln der Körperbeherrschung zu stellen, alle Kräfte zur Stärkung der Konzentration zu sammeln und Geist und Körper zu stärken. Ausgehend von der These, dass eine gesunde Seele nur in einem gesunden Körper wohnen kann, zielen die Körperübungen darauf, das Bewusstsein zu schulen und eine meditative Lebenshaltung zu erreichen. In einer Yogastunde werden deshalb meist Asanas, so werden die körperlichen Übungen genannt, Atemübungen, Phasen der Tiefenentspannung sowie Meditationsübungen verbunden.

Es gibt viele verschiedene Yoga-Arten, von denen Hatha-Yoga mit eher einfachen Körper- und Atemübungen die wohl bekannteste ist. Bei der dynamischeren und spirituelleren Form des Kundalini-Yoga wird der Atem stärker gepresst, die neue Form des Power-Yoga verbindet die einzelnen Positionen miteinander. Wer regelmäßig Yoga übt, wird gelassener und findet innere Ruhe. Aus diesem Grund eignet sich Yoga gut zur Stressbewältigung. Regelmäßig praktiziert, fördert es sowohl das Körperbewusstsein als auch die Wahrnehmung innerer Prozesse. Yoga reguliert auch die Funktion

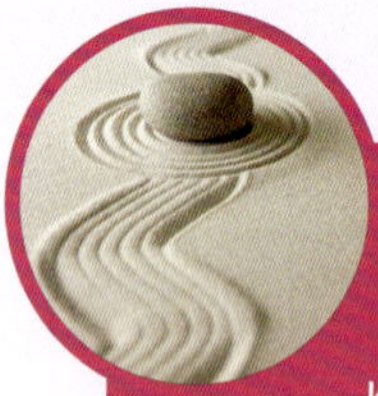

Yoga-Kurse

Yoga kann man sich nicht selbst beibringen. Volkshochschulen, Krankenkassen und private Schulen bieten Einführungs- und Fortgeschrittenenkurse an. Wenn Sie die Übungen einmal verinnerlicht haben, können Sie sie auch problemlos alleine zu Hause ausführen. Auch bei anderen Meditationstechniken ist eine professionelle Einführung sinnvoll.

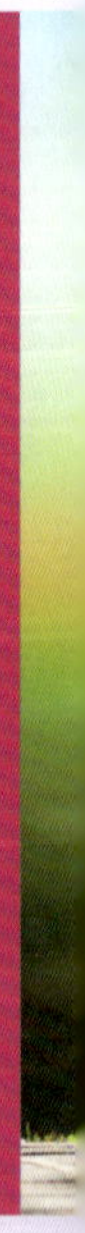

der inneren Organe, harmonisiert das Herz-Kreislaufsystem und macht den Körper kräftiger und flexibler.

Mudras

Mudras sind symbolische Gesten und Hand- bzw. Fingerstellungen. Das „Yoga der Hände“ nutzt diese Finger- und Handhaltungen, um Körper, Geist und Seele positiv zu beeinflussen. An den Spitzen eines Fingers liegen an die 4.000 Nervenfasern, die wiederum im Kontakt mit den Organen und dem Zentralnervensystem stehen. Die Mudras entfalten ihre Wirkung durch Akupressur. Mithilfe dieser Gesten werden die Nervenfasern so beeinflusst, dass man sich über die Übungen beruhigen, anregen oder ausgleichen kann – je nach Bedarf.

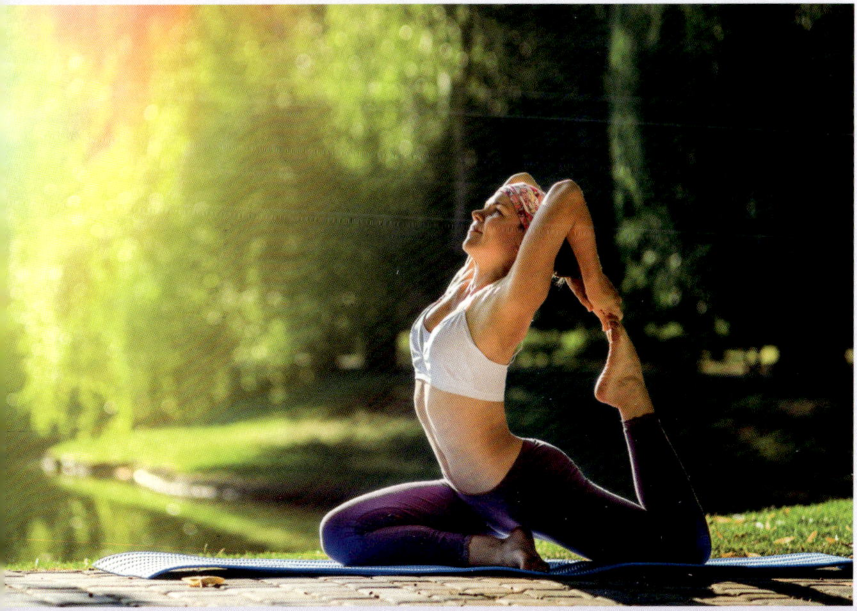

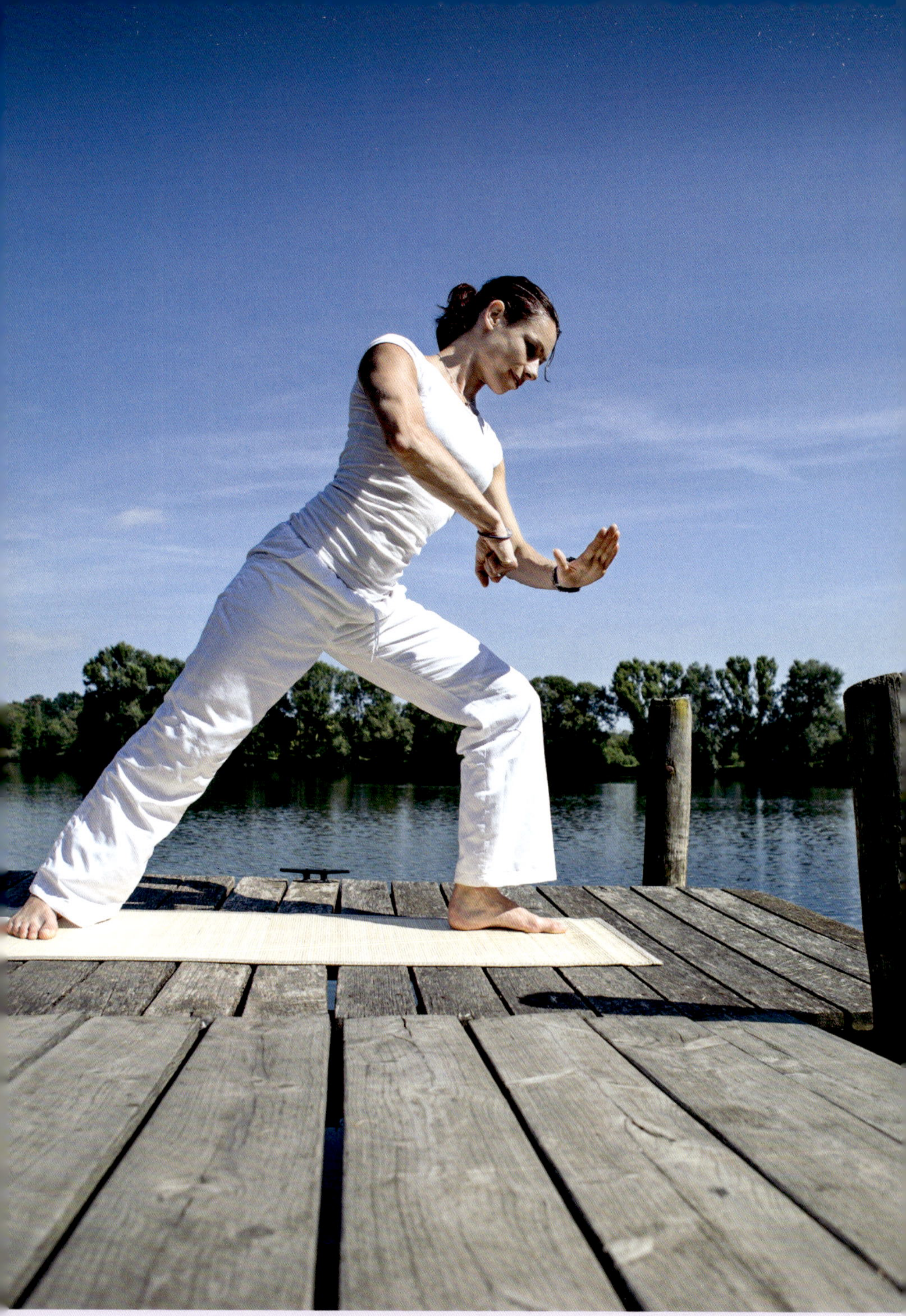

Tai Chi

Entspannende Bewegungsübungen, die die Körperkräfte harmonisieren und die Lebensenergie stärken sollen, sind ein wichtiger Bestandteil der Traditionellen Chinesischen Medizin (TCM). Hierzu gehört auch Tai Chi. Tai heißt Körper und Chi bedeutet eigentlich Luft, Wind und Atem. Chi steht auch für die Lebensenergie, die Kräfte des Universums, Gefühle und Empfindungen, die uns berühren. Noch im China des 19. Jahrhunderts war Tai Chi eine zeit- und trainingsaufwendige Kampfkunst. Heutzutage wird die Entspannungsmethode als Körpererfahrung, Meditation in Bewegung oder Heilgymnastik praktiziert. Hierbei kommt es besonders darauf an, die Übungen so langsam und bewusst wie möglich zu vollziehen und dabei innere Harmonie zu verspüren. Eine Tai-Chi-Übungssequenz im traditionellen Yang-Stil dauert etwa 25 Minuten und besteht aus einer festgelegten Bewegungsabfolge. Die einzelnen Bewegungen sind der Natur entlehnt, sie fließen ineinander über und sollen immer wieder wiederholt werden. Die Übungen sind dann „richtig“ ausgeführt, wenn man es selbst so empfindet. Tai Chi lässt nach chinesischem Medizinverständnis die Energien des Körpers fließen und bewahrt so die physische, psychische und seelische Gesundheit des Menschen. Die den Bewegungen innewohnende Ruhe und Konzentration löst Spannungen und macht weniger anfällig für Stress. Regelmäßiges Üben führt zur generellen Verbesserung der Körperhaltung und einer Lockerung verspannter Muskulatur. Die Selbstheilungskräfte des Körpers werden dabei angeregt und gestärkt.

Meditation lernen

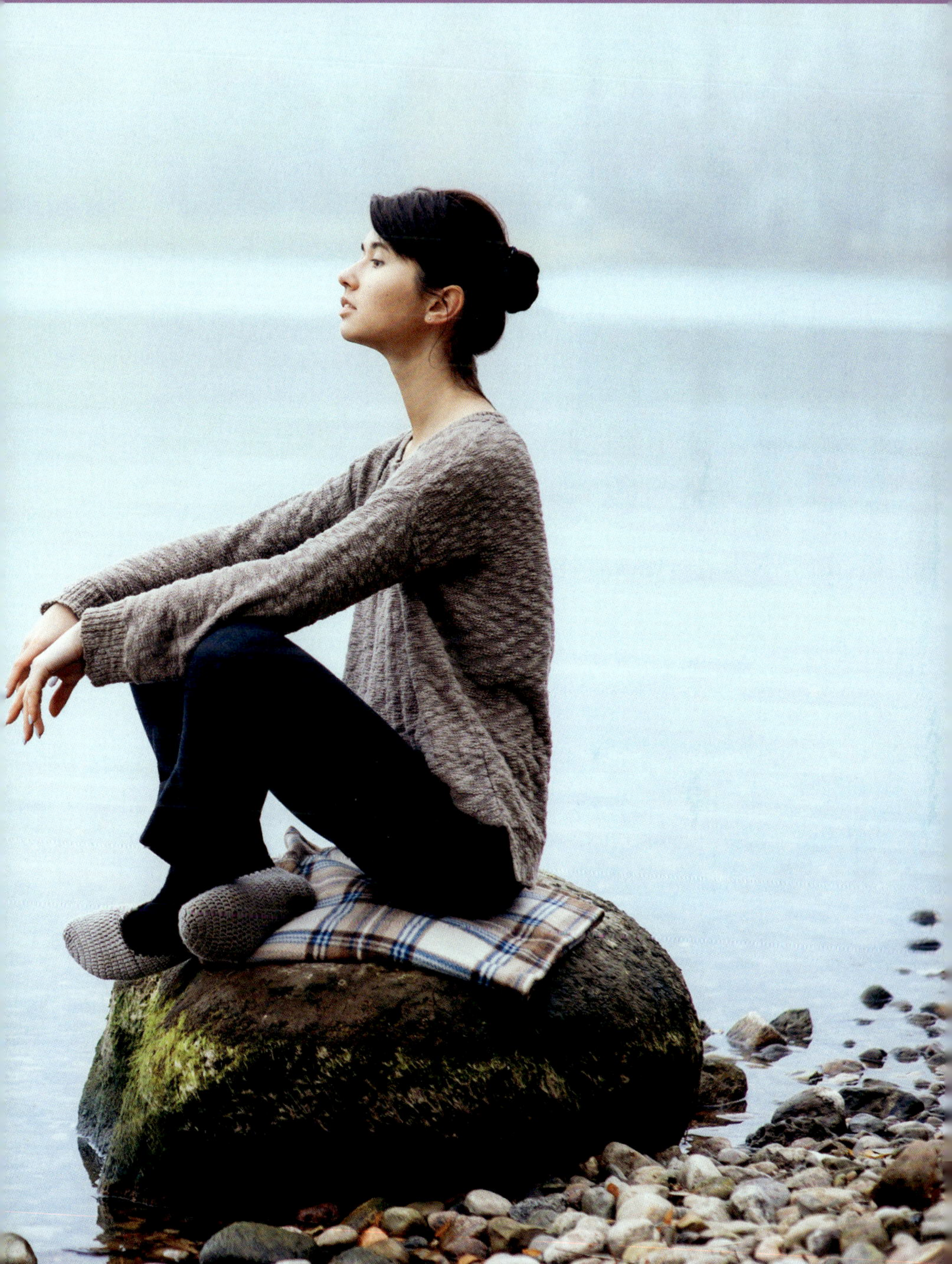

Richtig Meditieren

Viele, die meditieren wollen, sind erst einmal verunsichert. Dabei ist es eigentlich ganz leicht. Anders als bei vielen Sportarten benötigt man in der Regel keine besondere Ausrüstung und auch keinen ausgefeilten Trainingsplan. Alles, was Sie brauchen, ist etwas Zeit und eine kleine Fläche, auf der Sie meditieren können. Einige Dinge sollten Sie dennoch beachten, damit sich der entspannende Effekt der Meditation einstellt. Was das ist, erfahren Sie im Folgenden.

Entspannung ist kein Wettkampf!

Wir leben in einer leistungsorientierten Gesellschaft: In der Regel lernen wir schon früh, wie wir den Anforderungen des Lebens gerecht werden. So kann es passieren, dass wir auch das Entspannen unbewusst als Leistung betrachten. Doch wer sich unter Druck setzt, entspannt nicht. Nehmen Sie sich daher nicht zu viel vor. Sie müssen die meditativen Übungen weder in besonders kurzer Zeit absolvieren, noch müssen Sie sich besonders viel Zeit nehmen, um Ihr Engagement und Ihre Disziplin unter Beweis zu stellen. Es geht auch nicht darum, Meditationsübungen perfekt auszuführen. Solche Überlegungen erschweren Ihnen das Üben. Sie lenken Ihre Aufmerksamkeit nur von sich selbst weg auf äußere Dinge. Der einzige Mensch, der mit Ihrer Entspannungsmethode zufrieden sein muss, sind Sie selbst. Niemandem sonst braucht zu gefallen, was Sie tun. Wichtig ist nur, was Sie beim Üben und im Anschluss daran empfinden. Wenn Sie sich freier, frischer und flexibler fühlen, dann haben Sie Ihr Ziel erreicht!

Die richtige Atmosphäre

Wichtig ist ein aufgeräumter, sauberer Ort, an dem Sie sich wohlfühlen. Am besten gelingt die Meditation, wenn die Umgebung möglichst einfach gehalten ist und es keine großen Ablenkungen gibt. Daher sollten Sie alle äußerlich störenden Einflüsse so gering wie möglich halten. Räumen Sie alles Überflüssige aus dem Weg. Die Meditation unterstützen kann jedoch z. B. eine kleine Buddhafigur, die im Meditationsraum aufgestellt wird. Achten Sie auf darauf, eine harmonische Trainingsatmosphäre zu schaffen. Dämpfen Sie beispielsweise das Licht oder stellen Sie, wenn Sie wollen, Kerzen auf. Sorgen Sie für Ruhe, schalten Sie das Handy aus, legen Sie den Telefonhörer neben das Telefon und bit-

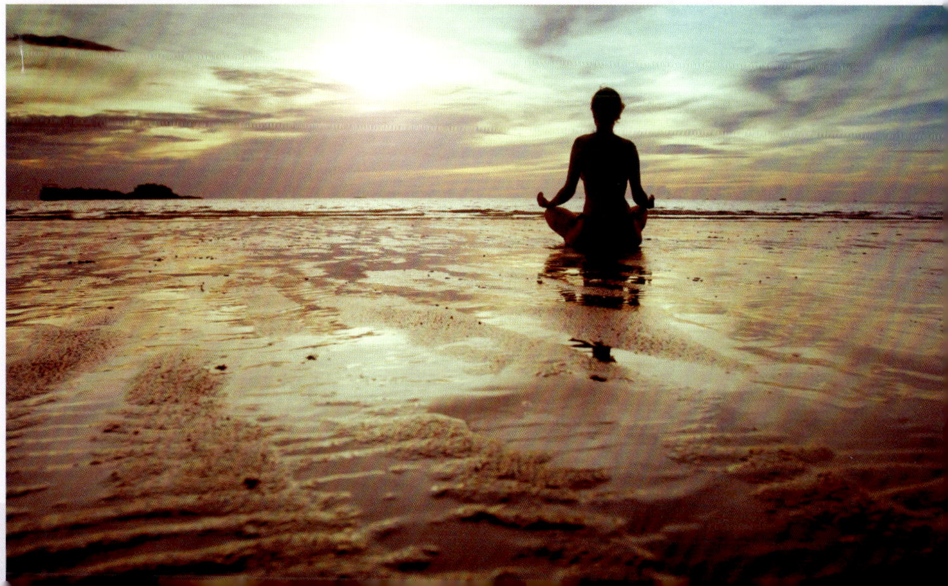

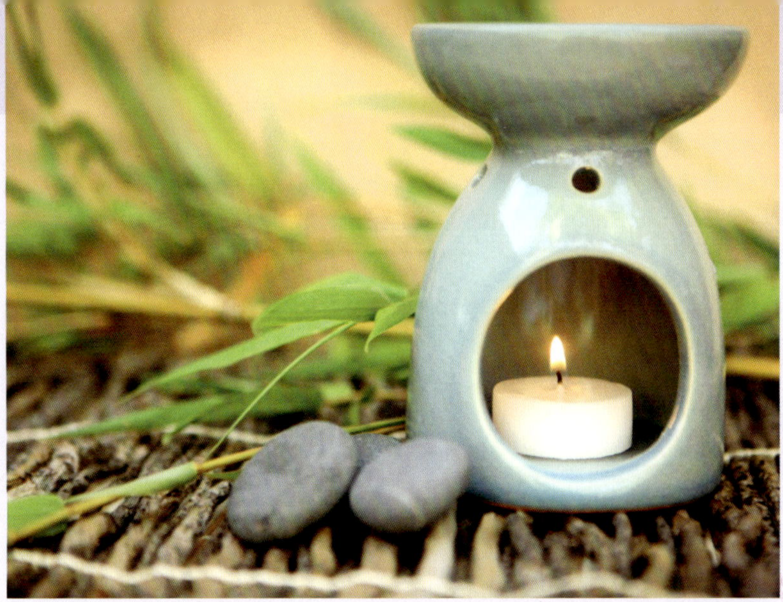

ten Sie die Menschen in Ihrer Umgebung um Ruhe während der Zeit Ihrer Meditation. Besonders schön und spirituell anregend ist es, wenn Sie die Meditationsübungen bei schönem Wetter in der freien Natur durchführen, z. B. auf einer ruhigen Wiese oder im Wald. Der Geist kommt hier schnell in Einklang mit der Umwelt und der Sauerstoff belebt jede Zelle. Auch wenn Sie in geschlossenen Räumen üben, sollten Sie vor und nach dem Training gründlich durchlüften. Denn beim Atmen während der Meditationsübungen benötigen Sie viel frischen Sauerstoff. Achten Sie jedoch auch auf eine angenehme Temperatur. Im Winter sollte es in Ihrem Meditationsraum warm und wohlig sein. Wer davon nicht allzu abgelenkt ist, dem kann auch leise Meditationsmusik helfen, sich zu entspannen.

Stimmungen durch Düfte unterstützen

Nutzen Sie die Macht der Düfte, um ihre Trainingsziele zu unterstützen. Aromen haben eine Wirkung auf Körper und

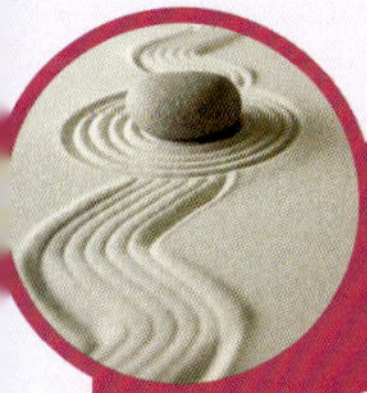

Feedback einholen

Denken Sie daran, dass eine gute oder schlechte Umgebung auch gute oder schlechte Gefühle und Erinnerungen wachrufen kann. Diese wiederum beeinflussen Ihr Verhalten in Richtung „gut" oder „schlecht". Die Kraft, die von einem Raum oder Ort ausgeht, kann uns sehr viel negativer beeinflussen, als wir es bewusst wahrnehmen. Das funktioniert natürlich auch andersherum. Eine positive Umgebung gibt uns auch positive Energie und steigert so unsere geistige Fitness.

Geist und können in Form von Aromaölen in der Duftlampe oder Duftkerzen mit der Meditation kombiniert werden. Dies sind einige Aromen und ihre Wirkungen:

- **Aromatisch frische Düfte** wie Orange, Zitrone oder Neroli regen den Geist an und machen den Kopf klar.
- **Würzige Gerüche** wie Fichte oder Sandelholz erheitern und harmonisieren gestresste Gemüter und lösen so auch Stress in Luft auf.
- **Die Augen schließen** und träumen können Sie mit Aromen von Weihrauch und Kardamom. Nicht umsonst werden diese Düfte oft für religiöse oder meditative Zwecke verwendet. Sie lösen den Knoten in der Seele, lockern die Gedanken und inspirieren den Geist.
- **Florale und fruchtige Düfte** wie Jasmin oder Bergamotte regen Geist und Körper an. Sie erinnern an warme Sommermonate und versprühen eine ebensolche Energie.

Ausrüstung und Kleidung

Auch in Ihrer Kleidung sollten Sie sich beim Meditieren wohl fühlen. Sie sollte bequem sein, nicht zu eng sitzen und nicht kneifen. Verzichten Sie möglichst auf Schuhe und üben Sie barfuß oder in Socken. Verwenden Sie eine weiche Unterlage, z. B. eine Schaumstoffmatte, damit Sie nicht auf dem kalten Fußboden sitzen müssen und damit das längere Sitzen für Sie bequem ist. Vor allem beim Yoga ist dies wichtig, da viele Übungen im Liegen oder Knien ausgeführt werden. Die Unterlage sollte jedoch auch nicht zu weich sein. Im Bett zu meditieren ist z. B. nicht ideal, da man hier einsinkt.

Sitzposition und Körperhaltung

Meditieren können Sie z. B. im Schneidersitz, oder wenn Sie schon fortgeschritten sind, im Lotussitz (siehe Seite 93 f.). Wer weniger beweglich ist, kann auch im Liegen oder auf einem Stuhl oder Sessel sitzend meditieren. Wichtig ist vor allem, dass die Meditationshaltung bequem ist. Auf keinen Fall sollten Sie dabei Schmerzen verspüren.

Achten Sie auf eine angenehme Haltung. Die Wirbelsäule sollte aufrecht sein. So kann sich die Brust öffnen und Sie können freier atmen. Die Schultern hängen entspannt herab, der Kopf blickt locker geradeaus. Die Hände können Sie z. B. im Schoß ineinanderlegen. Ein leichtes Lächeln hilft dabei, den Körper zu entspannen. Die Augen können Sie schließen oder ohne Fokus in die Weite schauen.

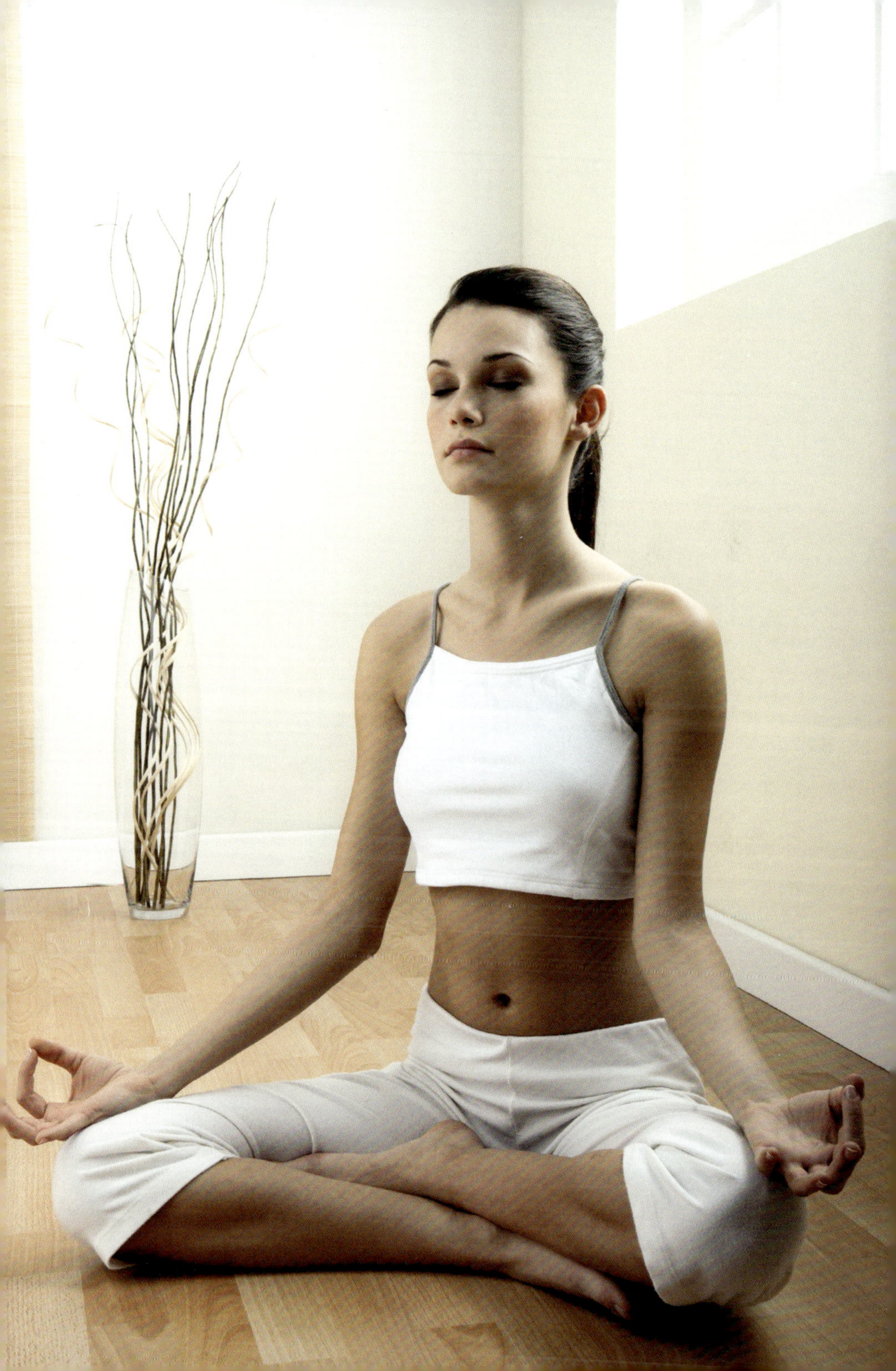

Atmen lernen

Körperliche Kraft gewinnt der Mensch nicht allein aus den Muskeln und seiner Konzentration, sondern auch aus dem Stoff, der uns am Leben hält: Sauerstoff. Diese These stammt aus den Überlieferungen alter Yoga-Meister und ist inzwischen auch längst von der modernen Wissenschaft bestätigt. Ohne Sauerstoff finden keine Wachstumsprozesse statt – weder im Muskel, noch im Gehirn. Bei Stress atmen

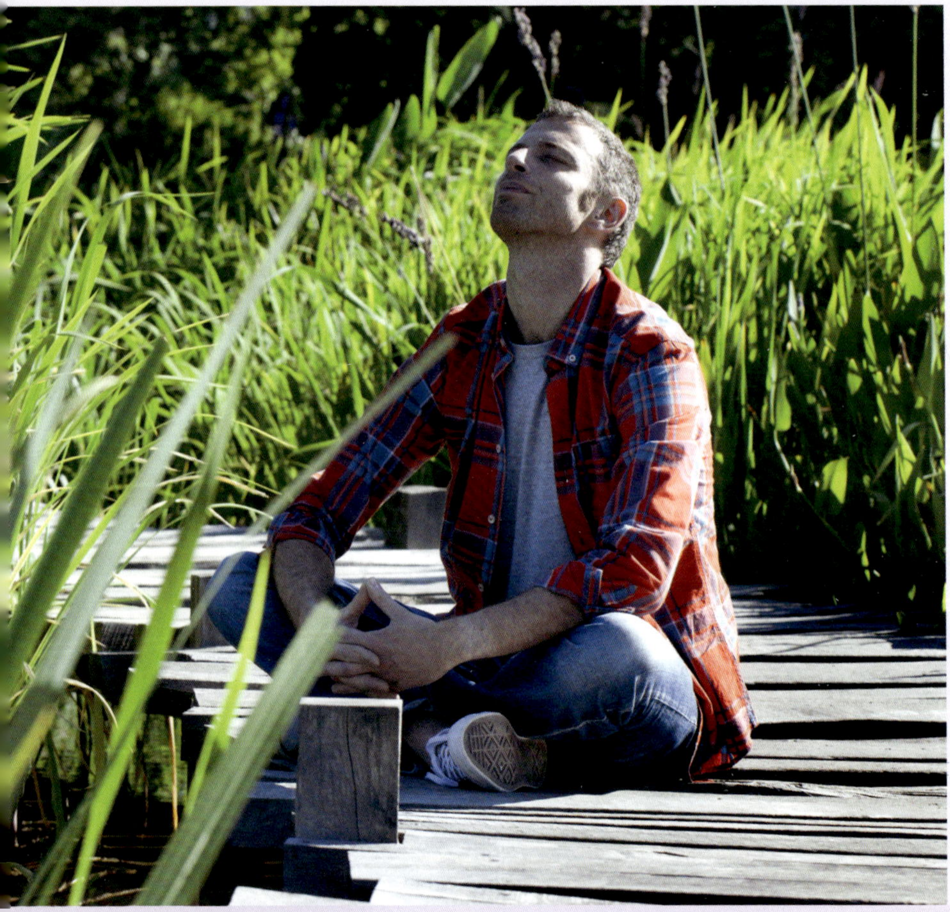

wir gepresst und flach, unser Körper wird also nur unzureichend mit Sauerstoff versorgt. Doch gerade Sauerstoff ist für den menschlichen Organismus unverzichtbar. Er kann sechs Wochen ohne Nahrung auskommen, drei Tage ohne Wasser, aber nur ein bis zwei Minuten ohne Sauerstoff. Bewusstes Atmen entspannt den Körper und beruhigt den Geist. Über die Atmung können Sie Ihre Stimmung und Ihren Energiefluss schnell verbessern. Richtiges Atmen ist Lebensenergie pur. Aber wie atmet man richtig? Die meisten Menschen sind Flachatmer, das heißt sie atmen nur mit der Brust, statt tief und gleichmäßig zu atmen. Richtig wäre jedoch die Bauchatmung, denn nur durch die Bauchatmung wird die Lunge optimal belüftet, das gesamte Lungenvolumen ausgenutzt. Tiefe Atemzüge vergrößern das Netzwerk der Kapillaren. Auf diese Weise wird der Körper ausreichend mit Sauerstoff versorgt. Wenn Sie nur in die Brust hinein atmen, müssen Sie doppelt so viele Atemzüge machen, um dieselbe Menge Sauerstoff zu bekommen wie mit einem tiefen Atemzug in den Bauch hinein. Gerade in Stresssituationen sollten Sie daran denken. Denn wer gestresst ist, atmet automatisch schneller und flacher. Das hat zur Folge, dass Ihr Gehirn zu wenig Sauerstoff bekommt und sich die Blutgefäße verengen. Dies wiederum kann zu kalten Füßen und Händen und auch zu Kopfschmerzen führen. Umgekehrt können Sie durch gleichmäßiges tiefes Atmen wieder ruhiger werden. Entscheidend für das richtige Atmen ist die Körperhaltung. Halten Sie sich gerade. Wer die Schultern nach vorn fallen lässt, verringert automatisch das Volumen des Brustkorbs.

Dauer und Häufigkeit

Je ausgeglichener Sie werden, desto besser werden Sie Ihren Alltag bewältigen. Das ist das Ziel der Meditationsübungen. Das erreichen Sie aber nicht nur, indem Sie pausenlos üben. Es ist zwar wichtig, regelmäßig zu entspannen, noch wichtiger ist aber Ihre innere Einstellung. Ruhen Sie in sich und setzen Sie sich nicht unter Druck.

Anfangs reichen zehn Minuten vollkommen aus. Ist dies noch zu lang, können Sie auch erst einmal mit fünf Minuten beginnen. Wenn Sie länger meditieren wollen, können Sie auch das problemlos tun. Beginnen Sie z. B. eine Woche mit je zehn Minuten und steigern Sie sich in der nächsten Woche auf 15 Minuten. Eine Maximaldauer gibt es nicht, es sollte aber immer bequem bleiben. Stellen Sie sich am besten den Wecker, damit Sie nicht ständig auf die Uhr schauen müssen. Wichtig ist nicht die Dauer der einzelnen Meditation, sondern die Regelmäßigkeit. Am besten meditieren Sie

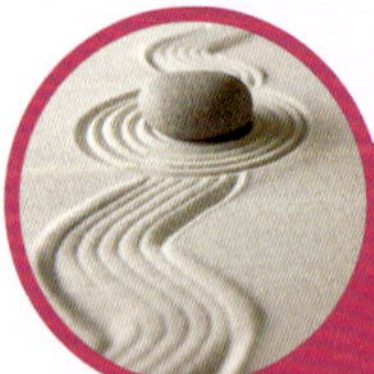

Die richtige Zeit

Nehmen Sie sich ausreichend Zeit: Wenn Sie zwischen zwei Terminen mal schnell meditieren wollen, wird sich die Entspannung kaum einstellen. Sie sollten außerdem keinen vollen Magen haben.

Üben Sie daher nicht direkt nach dem Essen, sondern warten Sie danach lieber noch eine Stunde.

täglich. Ort und Zeit sollten ebenfalls gleich bleiben. Hierzu können Sie feste Zeiten einplanen, z. B. täglich nach dem Aufstehen oder Nachhausekommen.

„Richtig" entspannen

Richtig oder falsch gibt es beim Meditieren nicht. Ob Sie „richtig" meditieren, erkennen Sie nur daran, ob es Ihnen gelingt, sich gedanklich völlig von den alltäglichen Sorgen und Anstrengungen zu lösen. Richtig entspannt haben Sie, wenn Sie alle äußeren Dinge ausgeschaltet haben und sich ganz gelöst fühlen. Dazu müssen Sie sich auf Ihr Inneres konzentrieren. Entdecken Sie Ihre inneren Kräfte, die Sie regenerieren, erfrischen und neu motivieren. Sie fühlen sich wieder lebendig und agil. Wenn Sie diesen Zustand erreichen, dann haben Sie sich „richtig" meditiert.

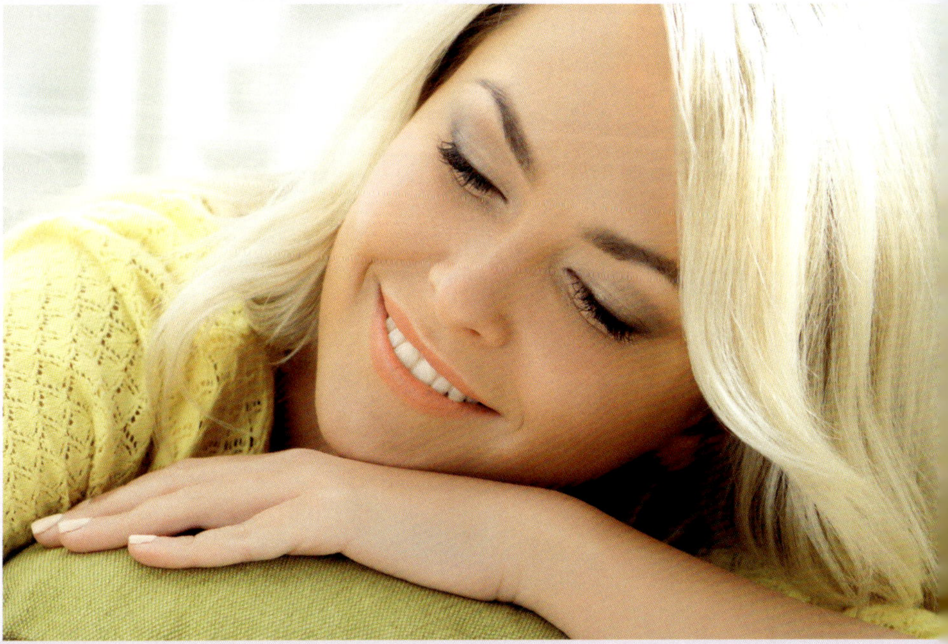

Achtsamkeit

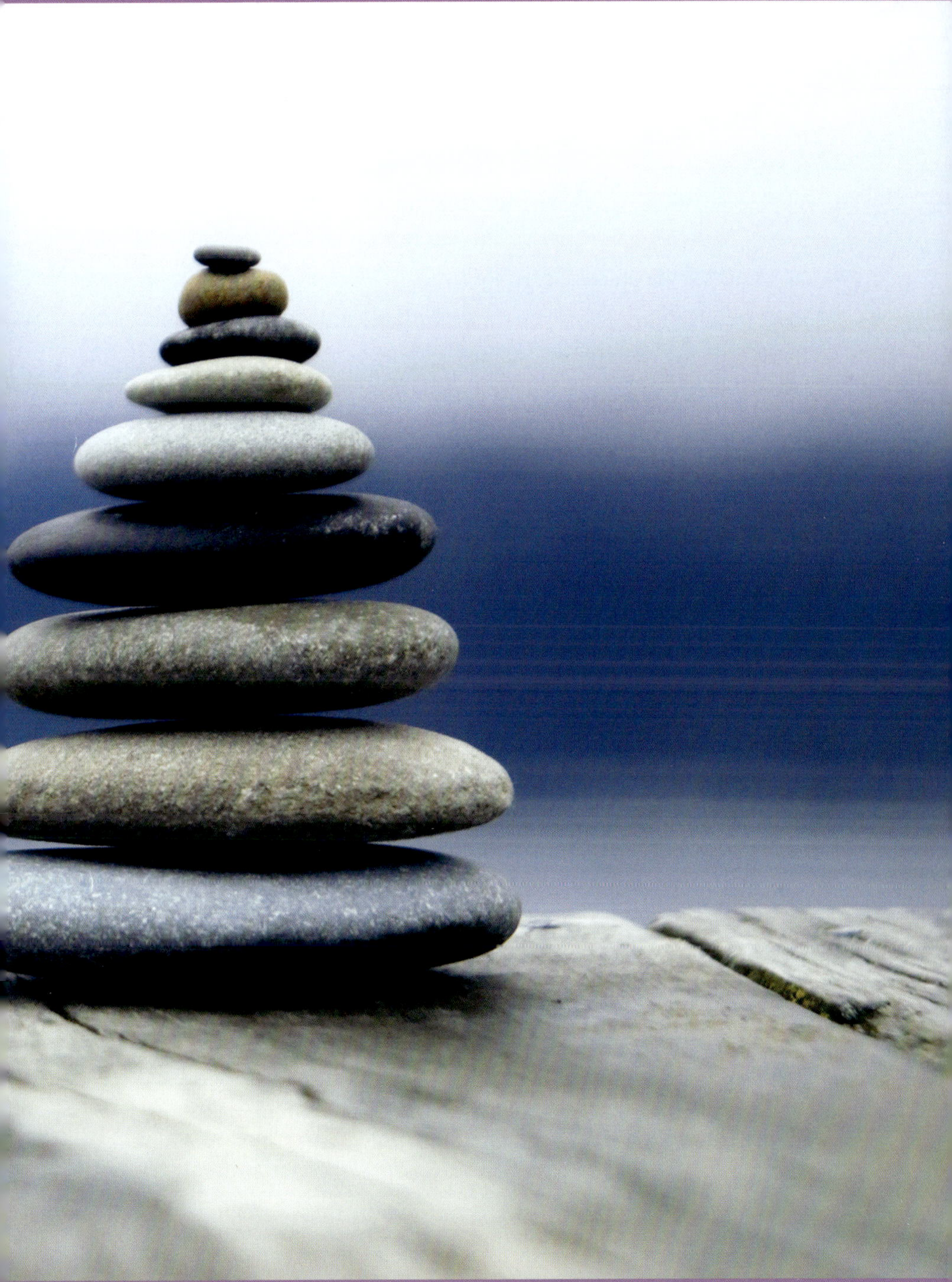

Achtsamkeit lernen

Bei all den Eindrücken, die täglich auf uns einprasseln, ist es kein Wunder, dass wir die wesentlichen Dinge oft aus den Augen verlieren. Während wir morgens beim Zähneputzen sind, kochen wir in Gedanken schon Kaffee, unter der Dusche stellen wir uns vor, wie wir zum Bus hetzen. In der Arbeit checken wir beim Telefonieren E-Mails oder gehen unseren Terminkalender durch. Mit Multitasking ist unser Gehirn jedoch überfordert. Wir verschwenden damit Energie, machen Fehler und stressen uns selbst. Achtsamkeit hingegen hilft uns, im Hier und Jetzt zu leben, sich auf den Moment zu konzentrieren und mehr Gelassenheit zu entwickeln.

Was ist Achtsamkeit?

Das Konzept der Achtsamkeit hat eine sehr lange Tradition. Schon vor 2600 Jahren wurde sie im Buddhismus gelehrt. Die stundenlangen Meditationsübungen im Zen-Buddhismus sollen keine Versenkung und kein Abschalten bewirken, sondern eine geschärfte, hellwache Aufmerksamkeit hervorrufen. Diese wird als Gefühl der Transparenz, der Zeitlosigkeit und des absoluten Friedens beschrieben. Nach buddhistischer Überlieferung sind die vier Grundlagen der Achtsamkeit die Achtsamkeit auf den Körper, die Achtsamkeit auf die eigenen Gefühle, die Achtsamkeit auf den Zustand des eigenen Geistes und die Achtsamkeit auf die äußeren und inneren Objekte und Gedanken.

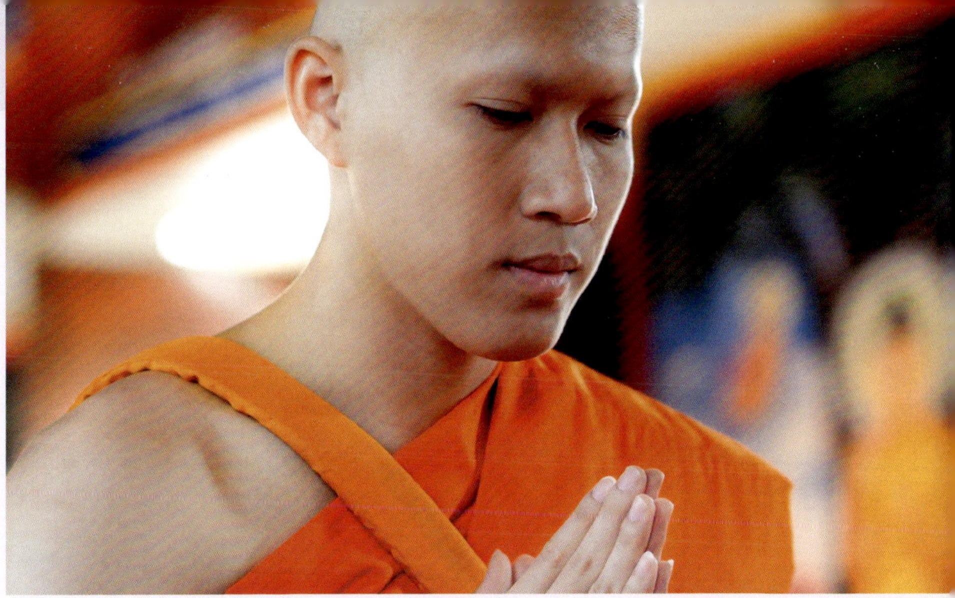

Achtsamkeitstraining

Auf dieser Philosophie beruhen Übungen des Achtsamkeitstrainings, wie etwa des vor fast 40 Jahren von Prof. Dr. Jon Kabat-Zinn entworfenen Konzepts „Mindfulness-Based-Stress-Reduction" (Stressreduktion durch Achtsamkeit). Es vereint Techniken aus der buddhistischen Psychologie, dem Yoga, der Meditation sowie Körperwahrnehmungsübungen im Sitzen und Gehen, die die Aufmerksamkeit und die Konzentration fördern sollen. Hierbei geht es darum, aufmerksam im Augenblick zu leben, Gedanken kommen und gehen zu lassen und bewusst und gelassen wahrzunehmen, was in und außerhalb von einem geschieht. Ziel ist es, alle Dinge der Wahrnehmung zu akzeptieren, ohne dabei zu bewerten. Hierdurch lernt man, im Alltag gelassener mit Stress und belastenden Gedanken umzugehen. Weiterer Nutzen können eine Verbesserung der Konzentrationsfähigkeit und des Schlafes und eine Stärkung des Immunsystems sein. Die Methode wird bei psychischen Problemen wie Burnout, Depressionen oder Angststörungen angewendet, aber auch zur Minderung körperlicher Krankheitssymptome, z. B. bei Schmerzen und Hauterkrankungen.

Kreativität durch Achtsamkeit

In Stresssituationen neigen wir oft zu einem Tunnelblick, der uns die Sicht auf die Problemlösung verstellt. Wenn man hingegen geübt ist, in stressreichen Situationen einen Schritt zurückzutreten und in sich hineinzuhorchen und hineinzuspüren, gewinnt man Abstand und entdeckt oft neue Lösungen. Die Konzentration auf das Hier und Jetzt – das ist das mentale Ziel des Achtsamkeitstrainings. Es hat eine Tendenz zur Meditation, in die man eintaucht, wenn man gedanklich nur bei sich und seinem Körper ist und die Umwelt ausblendet. Beim Achtsamkeitstraining konzentrieren wir uns darauf, was wir gerade tun, wie wir es tun und wie wir uns dabei fühlen. Sie werden überrascht sein, welch kreative Ideen dabei plötzlich aus Ihrem Kopf sprudeln!

Besonders Neueinsteigern wird dieses Achtsamsein bei gleichzeitigem Abschalten von Alltagsgedanken jedoch nicht unbedingt immer leichtfallen. Vor allem in der Anfangszeit tendiert man dabei oft zu einer verkrampften Geisteshaltung. Man versucht, sich zur Aufmerksamkeit zu zwingen, prüft ständig, ob man nicht an etwas anderes denkt – und das, bis der Kopf raucht. Drehen Sie sich in solchen Momenten nicht weiter im Kreis, sondern versuchen Sie, sich aktiv zu entspannen. Achtsamkeit und Meditation haben niemals mit Zwang zu tun. Je öfter Sie üben, desto ungezwungener werden Sie.

Und ungezwungene Achtsamkeit ist genau das, was Sie beim Meditieren erreichen sollten.

Schulung der Sinne

Die Fülle der täglich zu erledigenden Aufgaben setzt uns oft unter Stress. Wer jedoch unter Stress steht, neigt dazu, seine Belastung selbst noch zu verstärken – er setzt sich selbst unter Druck, alles termingerecht zu schaffen. In all dem täglichen Trubel ist es aber wichtig, sich auch einmal zu entspannen. Es gibt ein sehr einfaches Mittel dazu: Tun Sie alles, was Spaß macht.

Mit allen Sinnen genießen

Schalten Sie endlich einmal ab und genießen Sie das Leben mit allen Sinnen. Dafür hat Ihnen die Natur Ihre Sinnesorgane gegeben. Denken Sie daran: Genießen macht zufrieden und baut ganz nebenbei Stress ab. Sehen, hören, riechen,

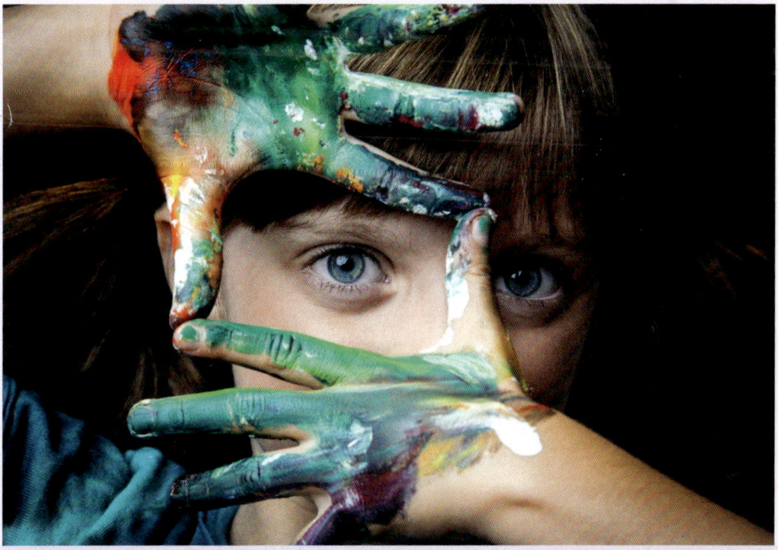

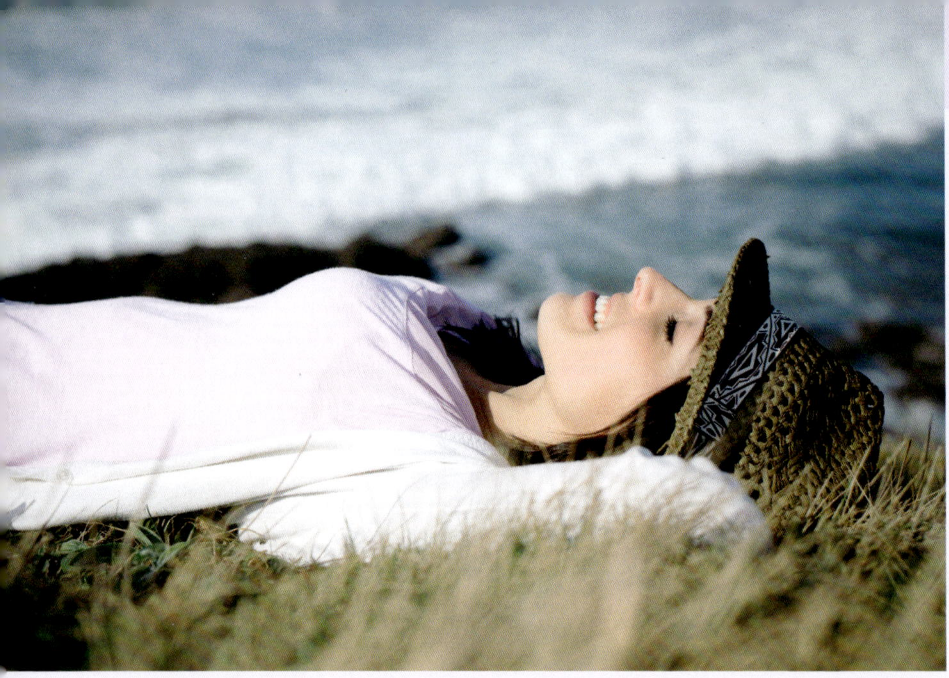

schmecken und fühlen Sie das Leben! Sinnliches Erleben regt die Drüsen an, Endorphine auszuschütten. Die Folge ist, dass wir uns glücklich und euphorisch fühlen. Es stärkt aber auch das Immunsystem und fördert so die körperliche Gesundheit, steigert das seelische Wohlbefinden und vertreibt depressive Verstimmungen. Das Wichtige an allen Sinneserlebnissen ist schließlich die Freude – die Sinnesfreude –, das Vergnügen. Dass er fähig ist, zu genießen, das macht den Menschen aus!

Richtig genießen

Zögern Sie nicht, stürzen Sie sich ins Vergnügen! Nehmen Sie sich Zeit für ein exquisites Menü oder ein klassisches Konzert. Lassen Sie die Eindrücke in Ruhe auf sich wirken. Sinnliche Freuden entfalten sich langsam und vorzugsweise in einer beschaulichen Atmosphäre. Wichtig ist, dass Sie sich die „Auszeit“ wirklich gönnen und sich nicht gleichzeitig innerlich vorwerfen, welche „wichtigeren“ Dinge Sie gerade aufschieben. Wer sich den Genuss im Grunde seines Herzens nicht zugesteht, wird nichts davon haben. Um richtig zu genießen, sollten Sie zudem die folgenden Tipps beherzigen:

- Lassen Sie alles, was stört, außen vor. Den Report für das Meeting können Sie eigentlich noch schnell schreiben, während Sie die neue CD und ein Glas Rotwein genießen? Nein! Wer richtig genießen will, muss sich sozusagen „passiv“ konzentrieren.
- Richten Sie sich ganz nach Ihren individuellen Wünschen und Vorstellungen. Tun Sie genau das, was Ihnen am meisten Freude macht.
- Schaffen Sie sich ein behagliches Heim, das Sie zum Relaxen einlädt, sobald Sie es betreten.
- Lernen Sie, auch alltägliche Dinge und Kleinigkeiten zu genießen. Es ist nicht unbedingt wichtig, dass das, woran wir uns erfreuen, besonders ausgefallen oder teuer ist, sondern dass wir es bewusst und aufmerksam wahrnehmen.

Was soll ich genießen?

Nun wissen Sie bereits, wie Sie mit Leib und Seele genießen. Nun stellt sich Ihnen vielleicht die Frage, was Sie genießen sollen. Das ist eigentlich ganz einfach! Genießen Sie – das gemeinsame Kochen mit Ihrem Partner oder Ihrer Partnerin, das Spiel mit Ihren Kindern, den Spaziergang am Meer, das Laufen durch den Wald, den ruhigen Abend zu Hause, das Schaumbad und vieles mehr. Schaffen Sie sich Glücksmomente. Glück kommt nicht nur von außen, sondern zu einem großen Teil aus unserem Inneren. In weiten Bereichen sind wir also wirklich unseres Glückes Schmied. Es muss nicht der große Lottogewinn sein, der uns glücklich macht. Oft sind es gerade die kleinen Dinge, die die Ausschüttung sogenannter Glückshormone in unserem Körper ankurbeln. Lauter kleine Chancen hält der Alltag bereit. Lächeln Sie einen unbekannten Menschen an und freuen Sie sich auf das Lächeln, das bestimmt zurückkommt.

Erschließen Sie sich eine sprudelnde Quelle der Kraft und Lebensfreude:

- Haben Sie ein altes Hobby, das Sie seit Jahren vernachlässigt haben, z. B. Wandern, Reiten, Malen, Zeichnen, Töpfern, Seidenmalerei oder Nähen? Vielleicht möchten Sie sich wieder damit beschäftigen.
- Eindrucksvoll ist auch der Besuch von Erlebnispfaden oder „Erfahrungsfeldern für die Sinne". Letztere sind Erlebnisstationen in Parks, die es in verschiedenen Städten gibt. An den einzelnen Stationen können Besucher riechen, hören, sehen, fühlen und experimentieren und erhalten so einen spielerischen Zugang, um ihren Körper bewusst zu erfahren.
- Sorgen Sie dafür, dass Sie in Ihrem Alltag zufrieden und ausgeglichen sind. Gönnen Sie sich täglich kleine Glücksmomente. Gerade wer unter Dauerstress steht, braucht dringend solche Erlebnisse. Genießen Sie die Gegenwart eines lieben Menschen, gemeinsame Momente der Zärtlichkeit, verführerische Düfte, leuchtende Farben, ein

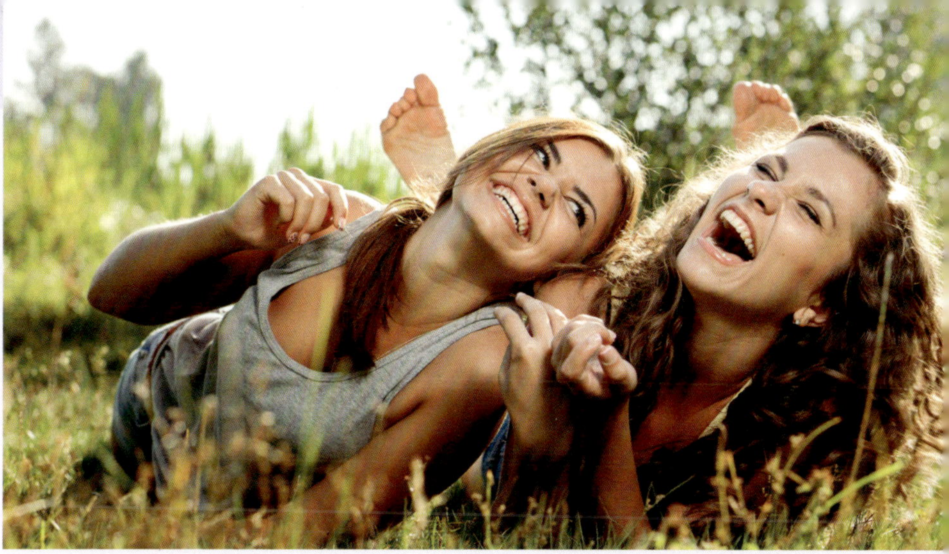

berauschendes Konzert, die unberührte Natur, wohlige Wärme, ein delikates Essen ...

- Und das Wichtigste: Lachen Sie viel und gern!

Wohlfühlliste

Hilfreich ist auch eine Liste, auf der Sie Dinge festhalten, die Ihnen angenehm sind. Sie werden feststellen, dass es sehr viele schöne Beschäftigungen und Ereignisse in Ihrem Leben gibt, die Ihnen Kraft und Freude schenken, zum Beispiel: Mit dem Haustier spielen, im Garten arbeiten, ins Theater gehen, sich etwas Neues zum Anziehen kaufen, die Wohnung umdekorieren, mit der besten Freundin telefonieren, im Bett frühstücken, den Urlaub planen, in den Zoo gehen, ein gutes Buch lesen, einen Brief schreiben, unter der Dusche singen, ein Schaumbad nehmen und vieles, vieles mehr. Halten Sie einfach die Augen offen. Je mehr Sie sich auf die positiven und schönen Dinge im Leben konzentrieren, desto leichter fällt es Ihnen, negative Denkmuster zu durchbrechen.

Entschleunigung

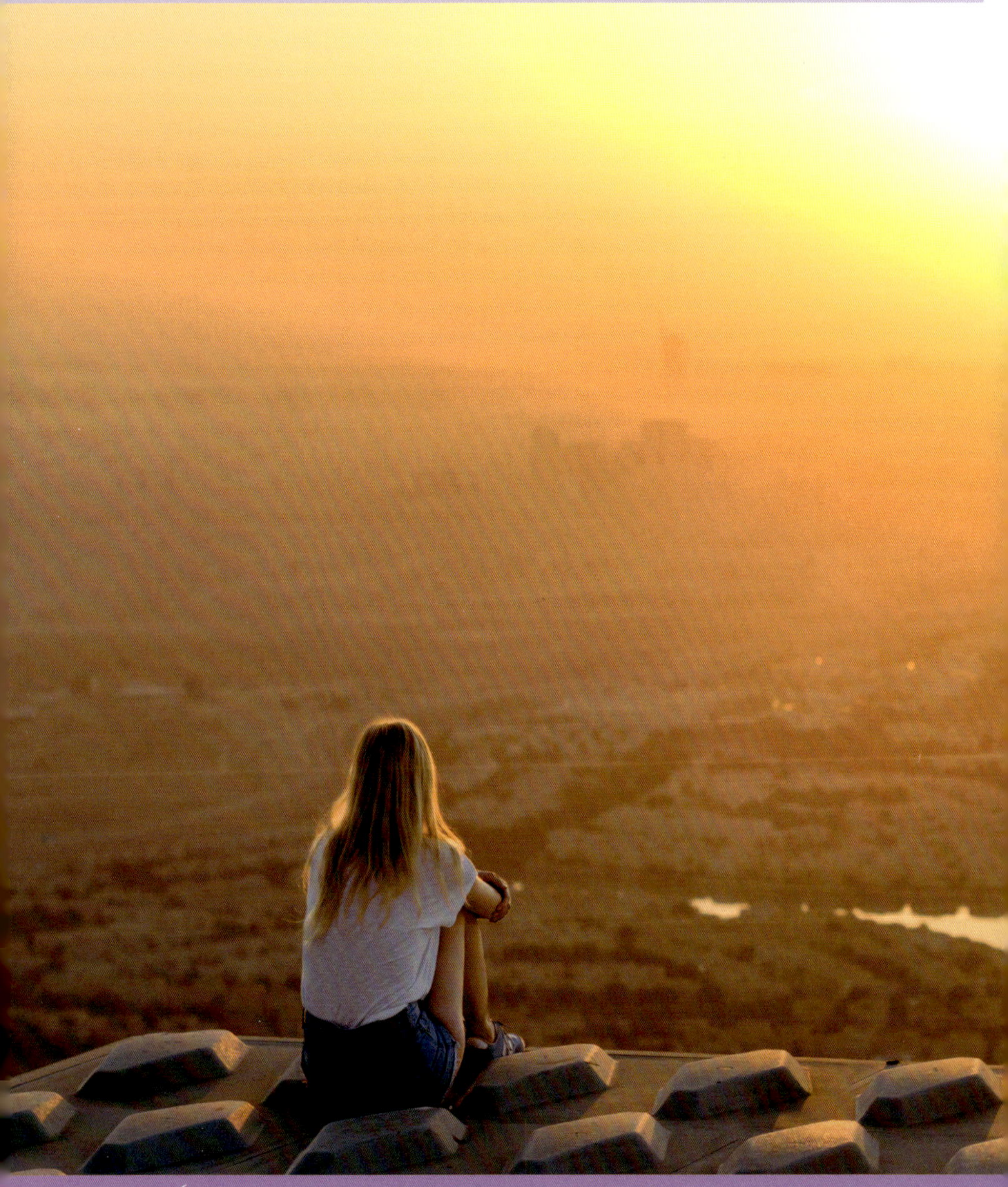

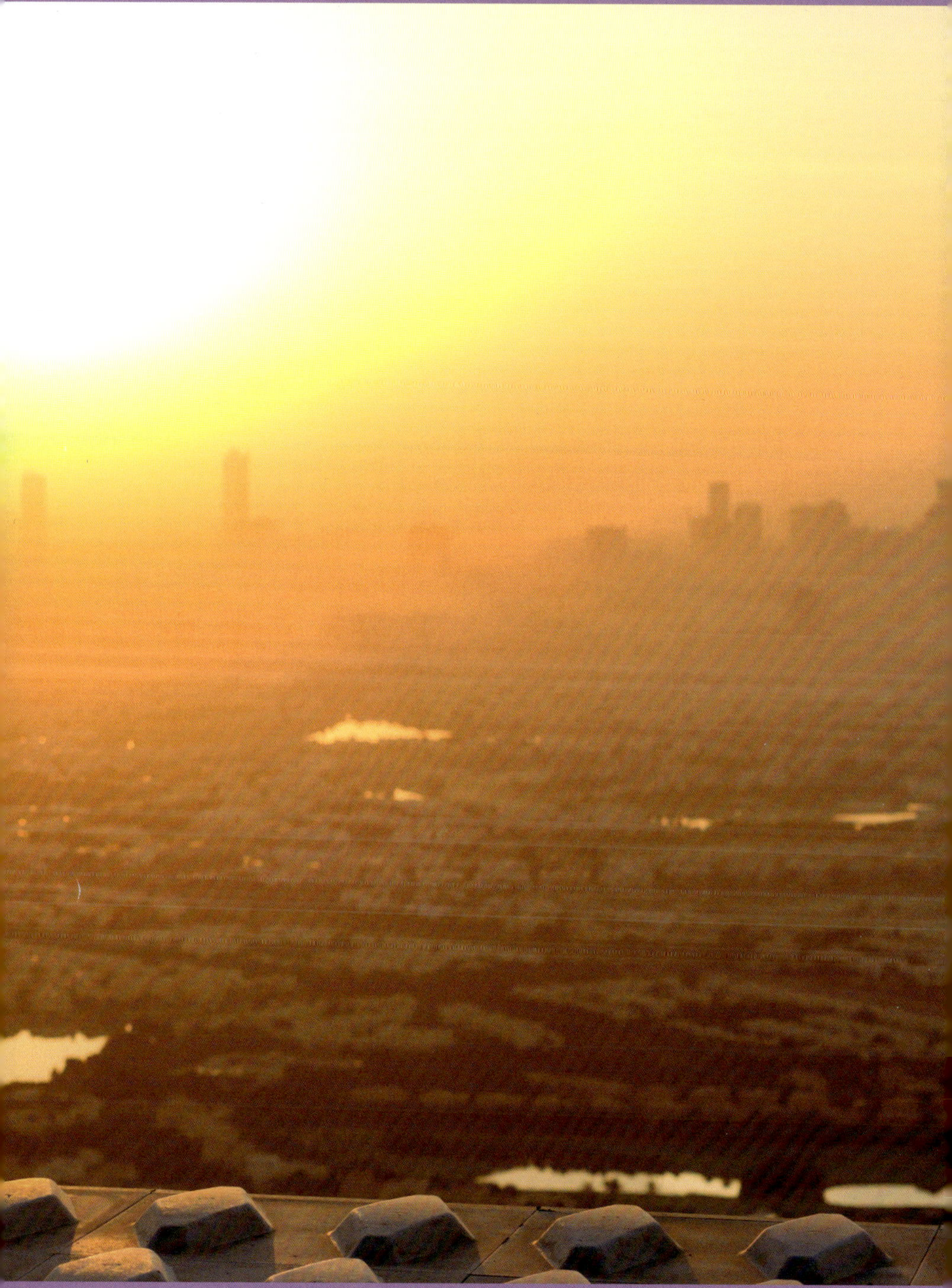

Entschleunigung und Muße lernen

In der heutigen Zeit sind wir ständig beschäftigt. Wir führen ein Leben in Hektik, in dem ein Termin den anderen jagt. Wir haben kaum Zeit für Ruhepausen – geschweige denn Zeit für uns selbst – mit der Folge von Denkblockaden, Stress und Unzufriedenheit. Die Konzepte der Entschleunigung und der Muße helfen Ihnen dabei, ein Gleichgewicht zwischen Anspannung und Entspannung zu finden.

Was ist Muße?

Muße ist nicht unbedingt gleichbedeutend mit Freizeit und sie ist nicht zwingend gleichbedeutend mit Nichtstun. Muße ist die innere Ruhe und Zeit, die man ganz nach seinen eigenen Wünschen gestalten kann, ohne dabei fremden Interessen unterworfen zu sein, etwa zur Erholung. Doch wann haben wir schon mal diese ruhige Zeit für uns selbst? Nicht nur in der Arbeit ist unser Alltag meist von vorn bis hinten durchgeplant, auch unsere Ferien- und Freizeit stopfen wir mit Aktivitäten voll, weil wir uns vor der Leere fürchten oder Nichtstun als Zeitverschwendung betrachten. Dabei sind gerade Stress und Geschäftigkeit der Kreativität und der Problemlösungsfähigkeit hinderlich. So wurden die besten Erfindungen in Zeiten der Muße und Entspannung gemacht und so manch einer kennt die Erfahrung, dass ei-

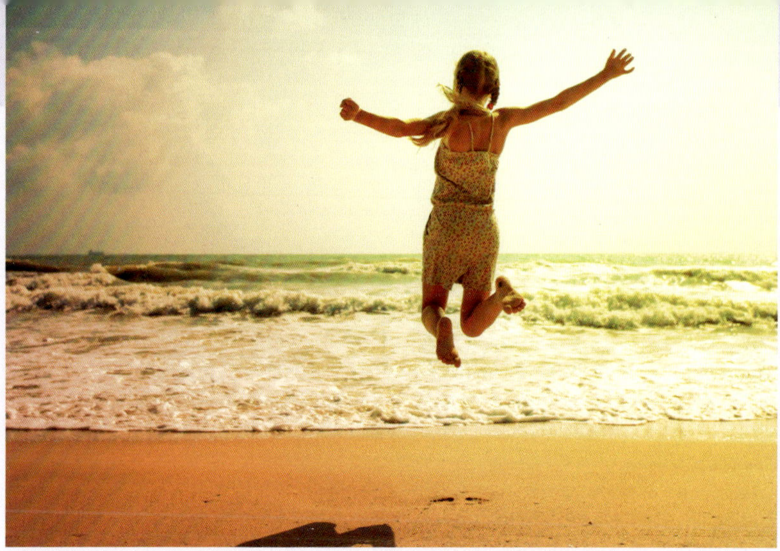

nem die besten Ideen nicht etwa beim angestrengten Nachdenken am Schreibtisch, sondern gerade beim Relaxen in der Badewanne kommen. Höchste Zeit also, unsere Freizeit entspannt nach unseren eigenen Vorstellungen zu gestalten.

Freizeit ist Freiheit!

Noch nie zuvor hatten die Menschen so viel Freizeit wie heute. Andererseits standen die Berufstägigen noch nie zuvor unter solch starkem Leistungsdruck wie heute. Aus diesem Grund setzen wir hohe Erwartungen in unsere Freizeit und die Urlaubstage – wir wollen etwas erleben! Vor allem im Urlaub schaffen es immer mehr Menschen, sich in einen wahren Freizeitstress hineinzukatapultieren. Action und Animation am laufenden Band, aus Furcht davor, innezuhalten und den Blick nach innen zu werfen. Doch wer vor sich selbst davonläuft, verliert sein inneres Gleichgewicht. Und ohne innere Balance zu leben, macht auf Dauer krank. Es ist verständlich, dass wir uns in unserer Freizeit endlich

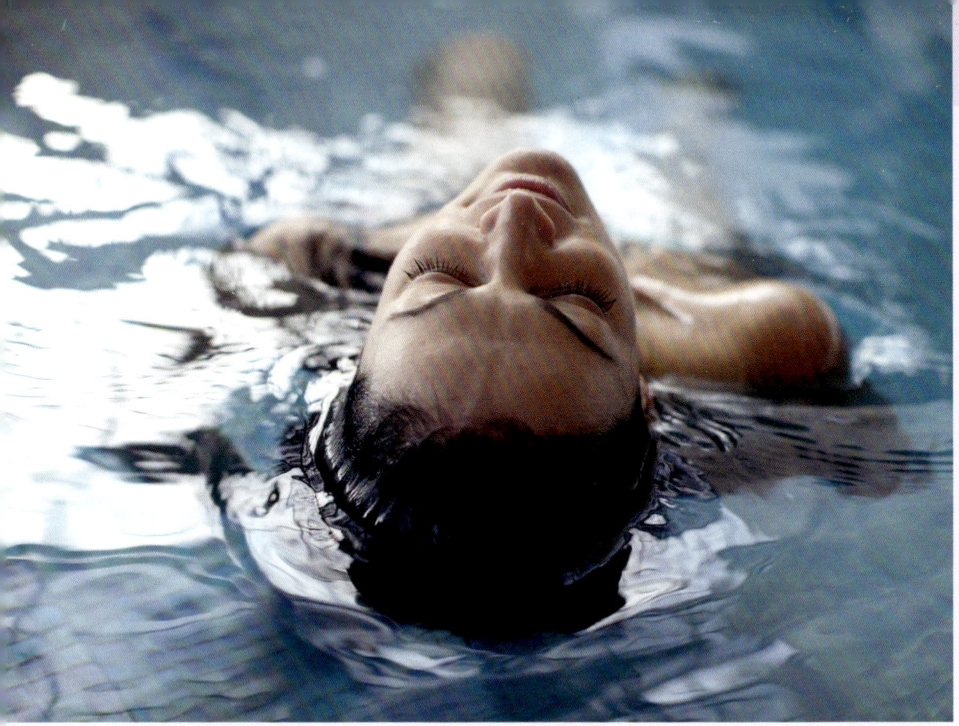

das gönnen möchten, was wir im Arbeitsalltag entbehren – allerdings sollten wir dabei nicht vergessen, auch einmal die Seele baumeln zu lassen.

Wir überfrachten unsere freie Zeit mit zu vielen Dingen. Überlegen Sie sich also, was Sie in Ihrer Freizeit wirklich tun wollen und was momentan nicht so wichtig ist. Wer sich hier nicht bewusst Freiräume schafft, verplant sich komplett und findet letztlich weder zu sich selbst noch zur Ruhe. Gerade die wichtigsten Bedürfnisse der Seele – das Zur-Ruhe-Kommen, Entspannen, die Seele baumeln lassen – verlangen nicht laut und deutlich danach, beachtet zu werden. Wir müssen uns diesen bewusst zuwenden. Es ist also nicht entscheidend, dass wir uns von der Arbeit erholen, sondern dass wir uns vom Stress erholen, egal ob vom beruflichen oder privaten.

Bin ich im Freizeitstress?

Nun fragen Sie sich sicher, ob auch Sie in der Freizeit zu stark unter Stress stehen. Es gibt eine gute Möglichkeit, das zu testen. Erstellen Sie eine Checkliste der vergangenen vier Wochen. Notieren Sie alles, was Sie in Ihrer Freizeit unternommen haben. Vielleicht haben Sie ein neues Auto gekauft, waren beim Shoppen, haben einen Ausflug gemacht, die Wohnung renoviert, Verwandte getroffen, Freunde getroffen, Partys besucht oder an einem „Erlebnis-Wochenende" teilgenommen.
Überlegen Sie dann, wie die einzelnen Unternehmungen Ihr seelisches Gleichgewicht, Ihr Stressempfinden und Ihre wesentlichen Bedürfnisse beeinflusst haben:

- Welche Aktivitäten haben Sie selbst geplant? Bei welchen haben Sie sich nur anderen angeschlossen?
- Welche Aktivitäten haben mehr Stress verursacht als abgebaut?
- Welche Motive standen hinter der Entscheidung für diese Art der Freizeitgestaltung?
- Können Sie die entsprechenden Aktivitäten auch stressfrei gestalten? Wenn ja, wie?

Darauf aufbauend, können Sie überlegen, welche Freizeitaktivitäten Sie zukünftig streichen und welche Sie beibehalten wollen oder wie Sie bestimmte Aktivitäten stressfreier gestalten können. Vielleicht wird z. B. ein Ausflug weniger stressig, wenn Sie etwas früher aufstehen, das Ziel schon am Tag zuvor bestimmen und den Picknickkorb ge-

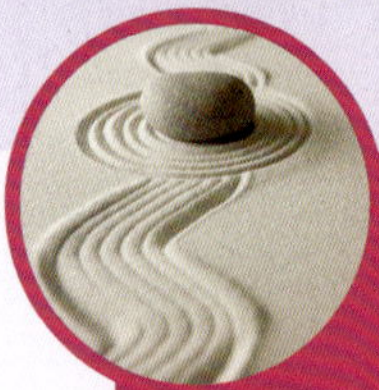

Die Kunst des Müßiggangs lernen

Üben Sie sich in der Kunst des Müßigganges und tun Sie einmal gar nichts. Lesen Sie kein Buch, hören Sie keine Musik, schauen Sie nicht zwischendurch nach dem Mittagessen, räumen Sie auch nicht auf. Machen Sie ein paar Minuten lang absolut gar nichts. Vielleicht schauen Sie den Kindern beim Spielen zu oder den Wolken, die über den Himmel ziehen. Lassen Sie die Gedanken schweifen, halten Sie aber keinen fest. Müßiggang ist frei von Pflichten und Absichten. Lassen Sie für eine kurze Zeit alles Wollen ruhen.

meinsam mit der Familie packen. Lassen Sie sich von derartigen Überlegungen leiten, wenn Sie in Zukunft Ihre Freizeit planen.

Nehmen Sie sich Zeit für sich selbst!

Nutzen Sie Ihre Freizeit und Ihren Urlaub nicht nur, um sich mit Freunden zu treffen oder Sport zu treiben, sondern machen Sie auch regelmäßig ein Date mit sich selbst. Konzentrieren Sie sich darauf, wer Sie sind und was Sie wollen. Entspannen Sie Körper und Geist, um Stress abzubauen und Ihre Ziele nicht aus den Augen zu verlieren. Denn wer seine Ziele aus dem Blick verliert, wird unzufrieden. Unsere Ziele bestimmen unsere Richtung. Gleichen Sie Ihren Energiehaushalt durch Muße und Gelassenheit aus. Suchen Sie sich dafür Ihren ganz persönlichen Weg. Klinken Sie sich aus, indem Sie Ihre Katze streicheln, in einem Krimi schmökern, im Garten arbeiten oder Musik hören. Gönnen Sie sich auch und gerade im größten Stress Ruhepausen, in denen Sie einfach die Seele baumeln lassen. Während einer solchen Auszeit sind Sie für niemanden erreichbar. Ihrer Familie muss dabei bewusst sein, dass Sie in dieser Zeit nicht gestört werden wollen.

Ein Abend der Woche gehört nur Ihnen

Planen Sie einen freien Tag oder Abend pro Woche, der Ihnen ganz allein gehört. Da tun Sie nur, was Sie wollen, ohne sich selbst oder jemand anderem Rechenschaft abzulegen. Legen Sie den freien Tag oder Abend verbindlich auf einen bestimmten Wochentag, bestimmen Sie gegebenenfalls einen Ausweichtermin, und benachrichtigen Sie jeden, der es wissen muss, dass Sie in dieser Zeit „unerreichbar" sind.
Sie denken nun, dass Sie den freien Tag ganz flexibel halten und von Woche zu Woche entscheiden, wann er stattfindet?

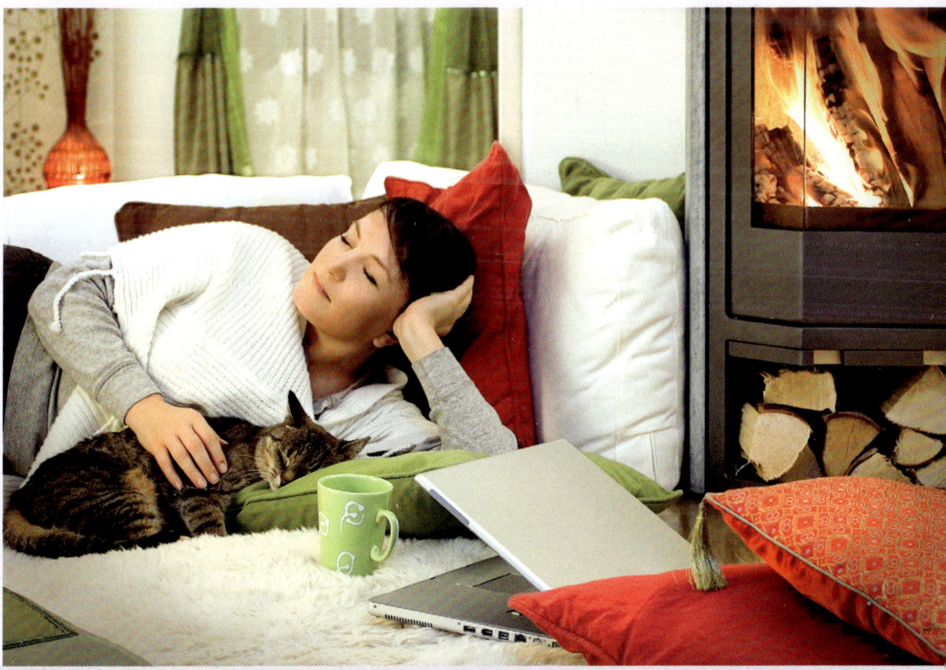

Vergessen Sie das, das funktioniert in den seltensten Fällen. Es kommt Ihnen dann immer in letzter Sekunde etwas dazwischen. Wenn aber Sie und alle anderen wissen, dass Sie Mittwochnachmittag „abtauchen“, dann funken Ihnen die anderen nicht dazwischen. Legen Sie sich Ihre Freiräume exakt fest, dann sind sie verbindlich wie ein Geschäftstermin. Sie immer neu zu organisieren belastet Sie nur unnötig. Außerdem kann die Ungewissheit, wann Sie endlich mal wieder etwas Zeit für sich haben, Ihnen das Gefühl vermitteln, im Stress unterzugehen und die Kontrolle über die Situation zu verlieren. Wenn Sie genau wissen, wann Sie Ihre Auszeit haben, sehen Sie immer Licht am Ende des Tunnels.

Geht das denn? Erholung auf Kommando

Haben Sie Lust auf einen Spaziergang, wenn man Sie dazu zwingen will? Genauso sieht es auch mit der Erholung aus. Denn Erholung auf Kommando, das geht nicht. Erholung hat nichts mit Drill zu tun. Wer auf eine Tätigkeit gedrillt wurde, erledigt eine Aufgabe ohne nachzudenken und ohne seinen Verstand einzusetzen, genau so, wie es ihm beigebracht wurde. Wer gedrillt wurde, spult seine Pflicht seelenlos ab, ohne seine Persönlichkeit und seine Gefühle einzubringen. Wer gedrillt wurde, gleicht einem Roboter! Stellen Sie sich so etwa Erholung vor? Sicher nicht, denn dabei geht es genau um das Gegenteil.

Wenn wir uns erholen wollen, müssen wir uns gestatten, nicht mehr kontrolliert, aktiv und zielorientiert zu handeln, sondern passiv und „unkontrolliert“ zu sein. Wir müssen uns unseren Stimmungen und Gefühlen einfach über-

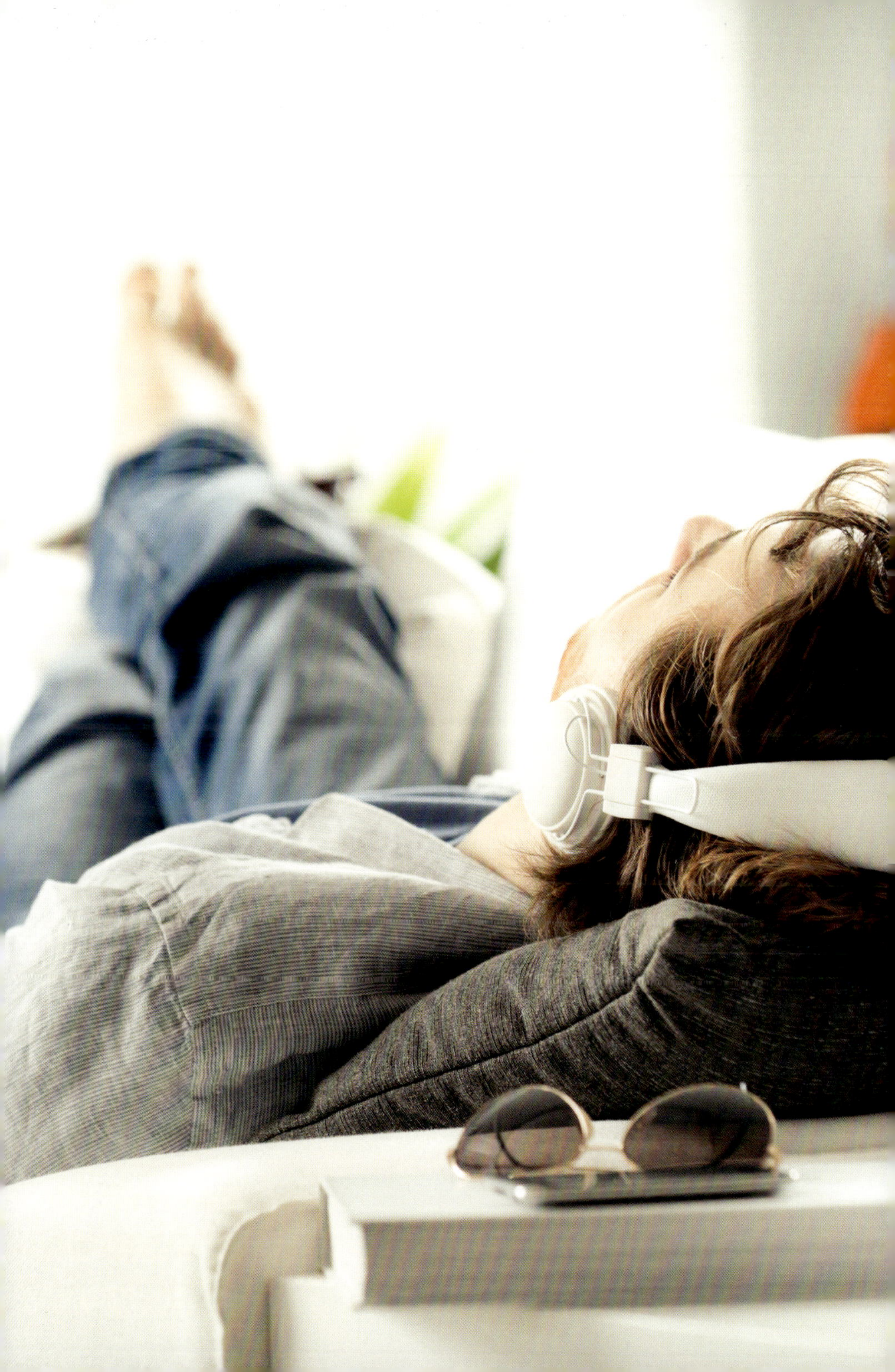

lassen, dann klappt es auch mit der Entspannung. Um sich zu entspannen und zu erholen, müssen wir Zeit haben, um uns von den Belastungen des Tages zu lösen und auf die Muße einzustimmen. Wir müssen erst selbst an einer Idee Gefallen finden und sie auf uns wirken lassen. Um uns zu erholen, müssen wir unsere Gefühle und unsere Fantasie mit unserem Körper in Einklang bringen, denn Erholung nur im Kopf ist nicht möglich. Natürlich ist es unmöglich, sich mit dem Vorsatz „Jetzt entspanne ich mich" auf der Couch niederzulassen. Wie schalten Sie aber richtig ab? Sorgen Sie für eine Wohlfühlatmosphäre und schalten Sie Ihre Sinne ein: Legen Sie z. B. eine CD mit sanfter Schmusemusik auf, greifen Sie sich ein gutes Buch und kuscheln Sie sich auf die Couch. Klingt das gut?

Entspannen will gelernt sein

Der Weg zu optimaler körperlicher und geistiger Fitness führt über Entspannung und Erholung für Körper und Geist. Richtig Abschalten will jedoch gelernt sein. Wer richtig entspannt, lässt los, lässt den Alltag los, Probleme, Dinge, die Stress erzeugen, aufregen, beschäftigen. Entspannung heißt allerdings nicht Nichtstun. Einfach nur darauf

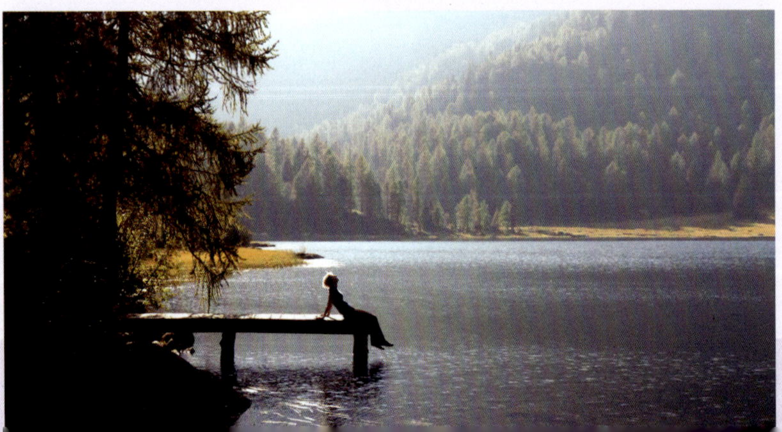

warten, dass sich die Erholung und Entspannung einstellen, funktioniert nicht. Entspannung bedeutet durchaus Aktion.

Zuerst einmal bedeutet das, dass Sie wissen, wovon und wozu Sie sich erholen wollen, und dass Sie die Entspannungsphasen bewusst und mit ganzer Hingabe erleben. Nehmen Sie sich die Zeit, aus einer stressigen Phase erst einmal langsam herunterzufahren. Schalten Sie den Alltagsstress ab, bevor Sie sich ganz bewusst sich selbst und dem Auftanken Ihrer Energiereserven zuwenden. Und in dieser Zeit der Entspannung lassen Sie auch keine Störungen aus der Alltagswelt zu. Wer halbherzig entspannt, entspannt nicht richtig.
Achten Sie darauf, Ihren eigenen Weg zu finden, der dazu führt, dass Sie entspannt, gelassen und wieder voller Energie sind. Für den einen mag das regelmäßiges Yoga oder Meditation sein, für den anderen ist ein täglicher Spaziergang das Nonplusultra, um den Alltagsstress hinter sich zu lassen. Wichtig ist, dass Sie sich regelmäßig und unangestrengt entspannen – jeden Tag.

Was ist Entschleunigung?

Muße als verlangsamter Lebensrhythmus und bewusster Ausstieg aus dem Hamsterrad der Geschäftigkeit ist eng mit dem Begriff der Entschleunigung verbunden. In unserer heutigen Gesellschaft zählen oft nur noch Leistung und Wettbewerb. Immer schneller, höher und weiter muss es gehen, damit wir zufrieden sind. Aber sind wir damit wirklich zufrieden? Oder wären wir nicht vielleicht glücklicher, wenn alles ein bisschen ruhiger und gemächlicher vonstatten ginge?

Entschleunigung bedeutet eine bewusste Rückkehr zur Langsamkeit als Gegenentwurf zur Hektik des Alltags. Denn wer ständig auf der Überholspur lebt und sich übermäßig belastet, schadet seiner Gesundheit. Alles, was wir zu lange und zu intensiv machen, sei es im Berufs- oder im Privatleben, wird auf Dauer langweilig und beschwerlich. Warum das so ist? Weil es nicht abwechslungsreich ist. Stress bewältigen wir am besten, wenn wir innerlich im Gleichgewicht sind. Es ist nur natürlich, dass sich Phasen der Anspannung mit Phasen der Entspannung abwechseln. Intuitiv wollen wir einen ausgeglichenen Zustand erreichen. So entsteht ein lebendiger Rhythmus, der uns schaffens- und lebensfroh macht. Leben Sie daher im natürlichen Einklang mit sich selbst! Das geht am besten, wenn Sie sich in einem gesunden Gleichgewicht von Be- und Entlastung befinden. Psyche und Körper brauchen diesen Wechsel zwischen Aktion und Ruhe, zwischen Lernen und Verarbeiten. Gönnen Sie sich in der Hektik des Alltags immer wieder Ruhephasen und tanken Sie Kraftreserven auf. Für Ihren Körper und Ihre Psyche sind diese Auszeiten von großer Bedeutung, damit sie leistungsfähig und fit bleiben.

Eile ist ansteckend

Kennen Sie das? Ist ein Freund, ein Bekannter oder ein Arbeitskollege hektisch und nervös, steckt er Sie regelrecht an mit seiner Stimmung. Nicht umsonst sagen wir zu unseren Kindern, wenn sie wieder einmal herumkaspern: „Sitz endlich still, du machst mich ganz nervös!" Auch wenn wir selbst gehetzt, nervös und außer Atem sind, überträgt sich das auf andere Lebensbereiche. Sie sind in der Arbeit nur von einem Termin zum nächsten gerannt? Natürlich sind Sie abends spät dran, rennen zum Bus, hetzen zu Hause los, um die Kinder vom Sportverein abzuholen, rasen nach Hause, um das Abendessen vorzubereiten, die Waschmaschine anzuwerfen … Manchmal scheint es gar kein Halten mehr zu geben. Wenn man erst richtig beschleunigt und überdreht, kann es sein, dass man den Sinn für kurze Pausen verliert und erst wieder zum Stillstand kommt, wenn man total erschöpft ist. In solchen Phasen macht es uns niemand recht. Die Kollegen sind so lahm, die Kassiererin im Supermarkt ist so umständlich, der Partner begriffsstutzig, die Kinder lästig, alles müssen wir selbst machen – die Hektik greift schnell immer weiter um sich. Besonders gefördert wird dieser Teufelskreis, wenn wir gerade eine wichti-

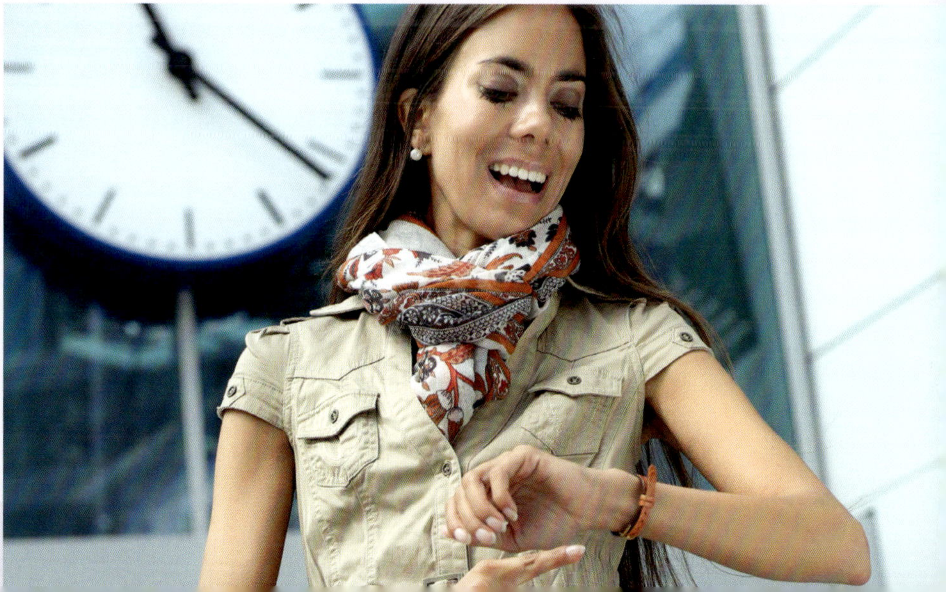

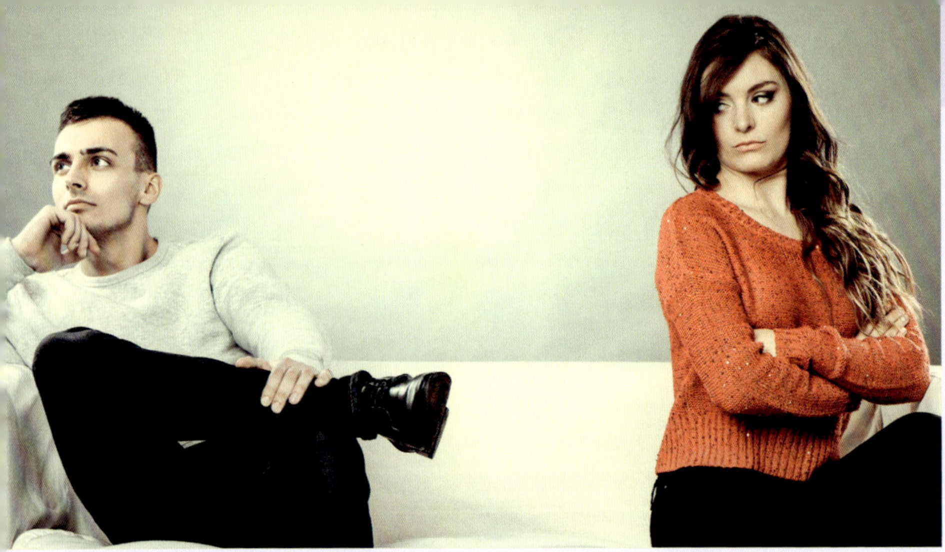

ge Aufgabe erledigen müssen – denn dann geraten wir erst richtig unter Stress.

Immunisieren Sie sich

Je leichter Sie sich von unruhigen, hektischen und chaotischen Zeitgenossen anstecken lassen, desto sorgfältiger sollten Sie Ihr Arbeitsumfeld auswählen. Schließlich verbringen Sie einen Großteil des Tages in der Arbeit. Distanzieren Sie sich, wenn möglich, räumlich und sozial von Kollegen, die permanent gestresst sind. Seien Sie dabei möglichst konsequent (ohne andere vor den Kopf zu stoßen), schließlich geht es um Ihre Gesundheit. Wenn Sie es nicht vermeiden können mit hektischen Kollegen zusammenzuarbeiten, bleiben Sie ruhig und distanzieren Sie sich innerlich von ihnen.

Achten Sie auch darauf, wann Sie selbst nervös werden. Was genau an Ihrem Gegenüber infiziert Sie mit der Nervosität? Vielleicht ist es sein hoher Tonfall, seine unstimmige Sprechmelodie, seine hektische Gestik oder seine unruhigen Augen. Wenn Sie Ihre Wahrnehmung schulen und aufmerksam bleiben, können Sie sich beim nächsten Treffen darauf konzentrieren, ruhig zu bleiben.

Stecken Sie andere nicht an!

Ärger im Job nehmen wir allzu oft mit nach Hause. Oft müssen dann gerade die, die wir am meisten lieben, unter unseren aufgestauten Aggressionen leiden. Schon ein falscher Blick, eine unbedarfte Frage oder eine Kleinigkeit lassen uns explodieren. Manchmal können wir es dann nicht einmal ertragen, dass die Familie gemütlich im Wohnzimmer versammelt ist. Schon schimpfen wir sie „Faulenzer“: „Die Julia könnte mal ihr Zimmer aufräumen, der Max sollte

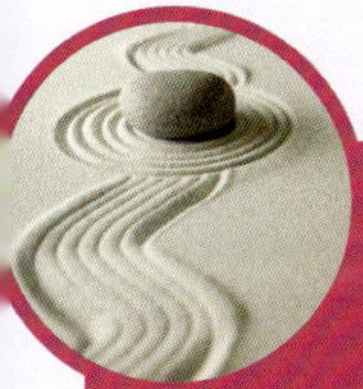

Tipps zur Stressbewältigung

Wenn Sie im Alltag überfordert sind und unter der Last zu vieler zu erledigender Aufgaben zusammenzubrechen drohen, sollten Sie die folgenden Tipps beherzigen:

- Zerlegen Sie das Problem in Teilaufgaben, die Sie schrittweise bewältigen.
- Setzen Sie Prioritäten. Klären Sie, welche Dinge am dringlichsten sind, welche Arbeiten noch etwas Zeit haben und welche unwichtig sind.
- Ziehen Sie die unaufschiebbaren Aufgaben vor. Planen Sie im Voraus, wie Sie die Aufgaben, die noch etwas Zeit haben, am besten erledigen.
- Delegieren Sie, wenn möglich, Aufgaben.
- Packen Sie Probleme frühzeitig an. Schieben Sie sie sie nicht vor sich her.
- Seien Sie entscheidungsfreudig.
- Versuchen Sie nicht, alles perfekt zu machen. Machen Sie sich nicht selbst verrückt!

nach der verpatzten Schulaufgabe besser Latein lernen und du könntest das Auto waschen!" Aber überlegen Sie mal – was kann Ihre Familie eigentlich dafür, dass Sie in der Arbeit gerade zu viel zu tun haben? Auch wenn Sie gestresst sind, lassen Sie Ihre Sorgen in der Firma und vermiesen Sie sich nicht auch noch Ihr Privatleben damit. Wenn Sie merken, dass Sie eigentlich überlastet sind und grundlos herumschimpfen, schalten Sie einen Gang zurück, setzen Sie sich zu Ihrer Familie und hören Sie den Gesprächen der anderen zu.

Muss alles, was wir tun, etwas bringen?

Aktivitäten, die wir für „nützlich" halten, schätzen wir meist mehr als solche, deren Sinn oder Wert nicht klar auf den ersten Blick erkennbar ist. Aus diesem Grund neigen wir dazu, uns vornehmlich mit eben diesen „nützlichen"

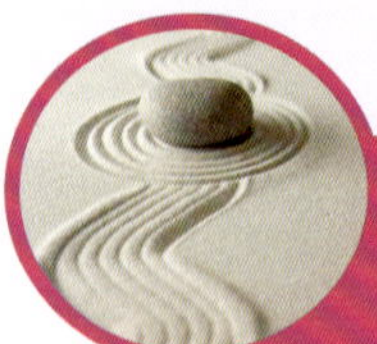

Freizeit einplanen

Freiräume entstehen nicht von alleine. Kennen Sie das? Es findet sich immer ein Grund, warum es gerade besser ist, etwas „Wichtigeres" zu tun, als das, wozu Sie eigentlich Lust haben. Die Probleme hören einfach nicht auf. Ist die kaputte Glühbirne erneuert, dann geht eine Herdplatte zu Bruch, wenn dieser Schaden behoben ist, muss das Auto zum TÜV, die Tulpen gepflanzt, der Rasen gemäht, die Wäsche gebügelt, der Hund zum Tierarzt gebracht werden. Was können Sie also tun? Planen Sie unverplante Zeit ganz einfach in Ihren Terminkalender ein. Wenn Sie das nicht tun, ergreifen die unerledigten Aufgaben Besitz von Ihnen – und es wird nie etwas mit der freien Zeit.

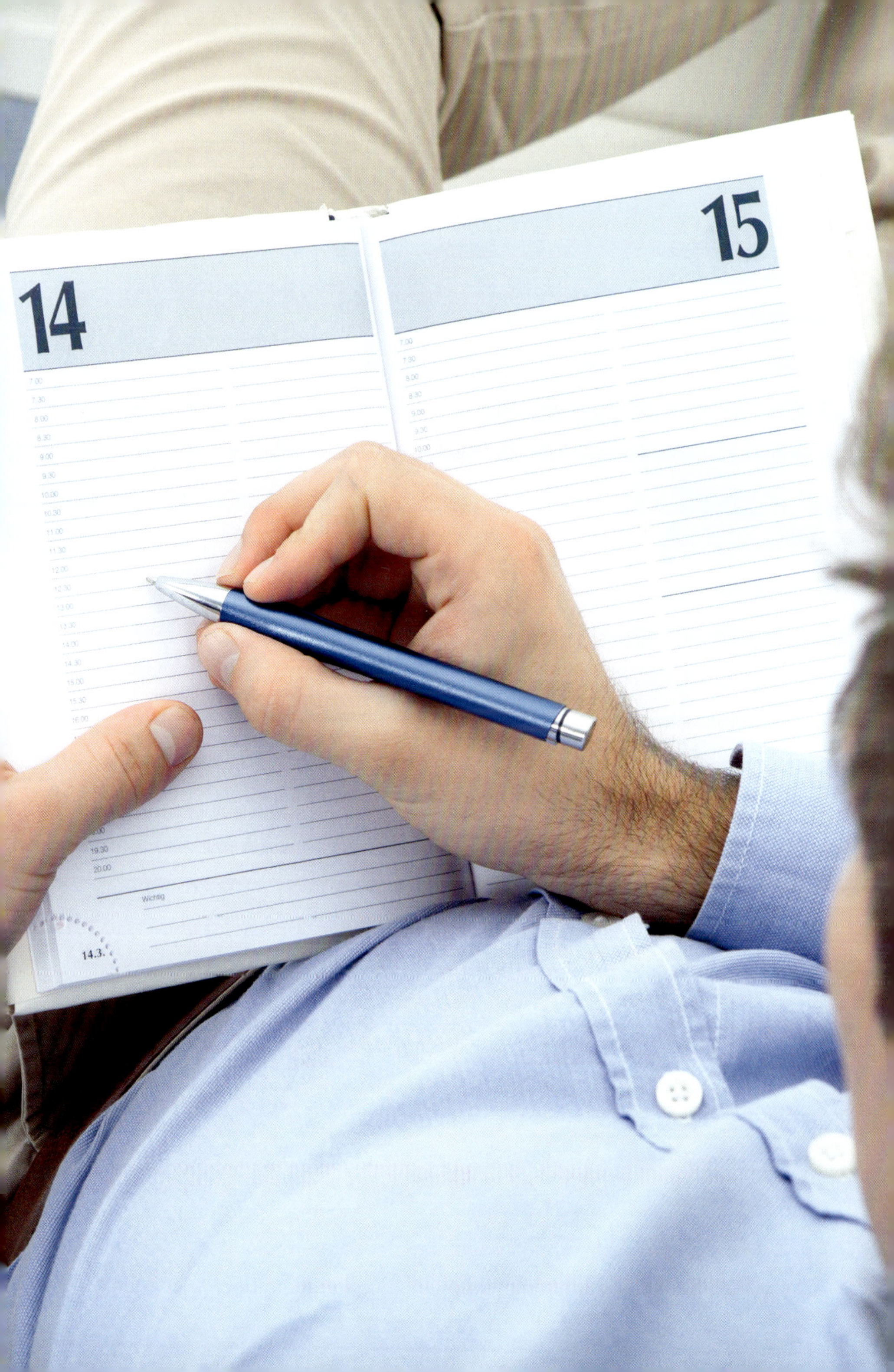
14
15
Wichtig
14.3.

Dingen zu beschäftigen. Natürlich scheint es sinnvoller, die Wohnung zu putzen als ein Buch zu lesen. Scheint es auch Ihnen nützlicher, den Garten umzugraben, als einfach nur im Liegestuhl zu lümmeln und die Sonne zu genießen? Warum ist das so? Eine solche Einstellung bringt uns aus dem Takt. Schnell verliert man dann das Gefühl für das gesunde Maß von An- und Entspannung, von Leistung und Erholung, von Arbeit und Spiel oder Wachen und Schlafen. Für den Wendepunkt zwischen diesen Phasen gibt es keine Markierung. Niemand sagt uns, ob wir schon zu lange am Schreibtisch sitzen oder ob wir noch ein wenig weitermachen dürfen. Leider übersehen wir diesen Wendepunkt leicht, denn kein Warnlämpchen signalisiert uns, dass wir die unsichtbare Grenze überschritten haben.

Hören Sie auf Ihre innere Stimme

Wie erkennen wir dann den „toten Punkt“? Wir müssen uns auf unsere innere Stimme verlassen und auf unsere Empfindungen achten. Manchen Menschen fällt es nicht schwer, diese innere Stimme wahrzunehmen, anderen gelingt es nicht so leicht. Besonders, wer auf Erfolg getrimmt ist, neigt dazu, „nutzlose“ Beschäftigungen abzuwerten und sich auf die „nützlichen“ zu konzentrieren. Leider verpasst man so praktisch die Hälfte seines Lebens. Je reibungsloser wir zwischen Phasen der Aktivität und Phasen der Passivität pendeln, desto ausgeglichener und dynamischer fühlen wir uns. Es fällt uns leicht, Belastungen vorzubeugen oder sie zu verkraften. Unser Energievorrat erschöpft sich praktisch nur in extremen Stresssituationen. Ein gesunder

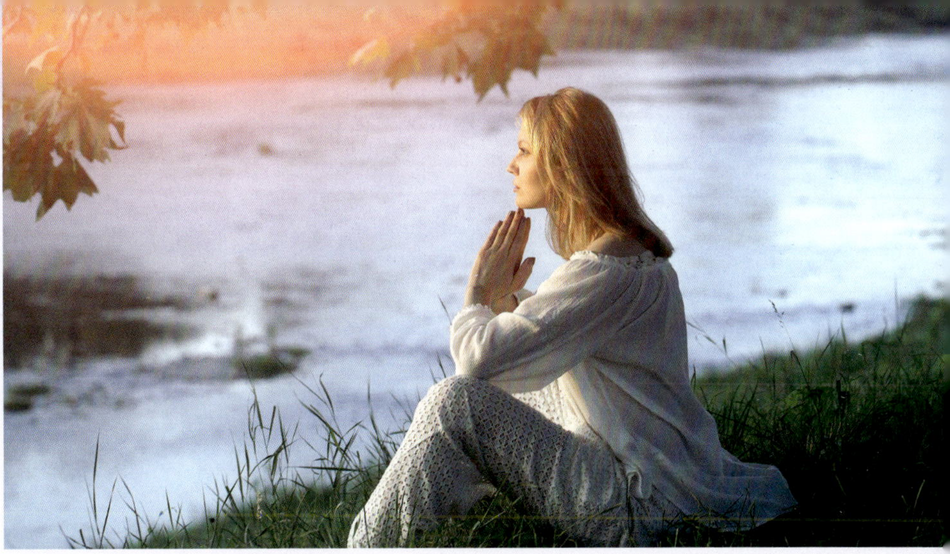

Lebensrhythmus reduziert die Auswirkungen des Stresses auf unsere Gesundheit und verschafft uns darüber hinaus mehr Lebensfreude.

Die Kraft der Stille

Statt das Leben in jedem Augenblick zu genießen, fühlen wir uns im Alltag nur allzu oft gehetzt und stöhnen unter der Last der Anforderungen. In unserer hektischen und schnelllebigen Zeit verlieren wir oft den Draht zu uns selbst. Wir funktionieren: im Job, zu Hause, in der Familie und bei Freunden. Im Laufe der Zeit türmen wir immer mehr Ballast auf, unter dem wir schließlich zusammenzubrechen drohen. Um uns in unserer Haut wohl zu fühlen, müssen wir regelmäßig Ballast abwerfen und Vertrauen zu uns selbst entwickeln. Zur Ruhe kommen, die Kraft der Stille finden, um unsere Mitte wieder zu finden – nur auf diese Weise können Sie gestärkt und sicher durchs Leben gehen. Erst in der Stille können Sie die Schönheit eines Augenblicks wirklich erkennen, ihn genießen, die Kraft aus dieser Tiefe schöpfen und als neue Lebensenergie mit in den Alltag nehmen. Die daraus entstehende Klarheit der Gedanken kann Raum geben für eine neue Gelassenheit, neue Ideen und Kreativität.

Entschleunigen und entspannen Sie!

Höchste Zeit also, dass Sie sich auf das Wesentliche, nämlich auf Ihre Bedürfnisse besinnen. Gönnen Sie sich wieder mehr Aufmerksamkeit. Wichtig sind die Antworten auf folgende Fragen:

- Was ist der Sinn in meinem Leben?
- Nach welchen Werten richte ich mich?
- Wofür tue ich etwas?

Nur so finden Sie den Weg zu einem gesunden Leben. Nehmen Sie den Fuß vom Gaspedal. Sie kommen zwar nicht früher ans Ziel, aber weit weniger gehetzt. Entschleunigen Sie Ihre Zeit. Entschleunigen bedeutet vor allem, Zeitbremsen zu ziehen, einen inneren Tempomaten einzuschalten und so Zeit intensiver zu erleben. Dazu bedarf es gar nicht so viel Aufwand, oft genügt es, kleine Gewohnheiten im Alltag zu überprüfen und zu ändern.

Aktiv entspannen

Wer ständig im „Alarmzustand" lebt, leert seine Energiespeicher und riskiert seine Gesundheit. Denken Sie daher zunächst darüber nach, was Sie eigentlich stresst. Wenn Sie die Ursachen benennen können, ist der erste Schritt bereits gemacht. Sind Sie unterfordert oder überfordert? Klären Sie diese Fragen für sich selbst und beginnen Sie dann regel-

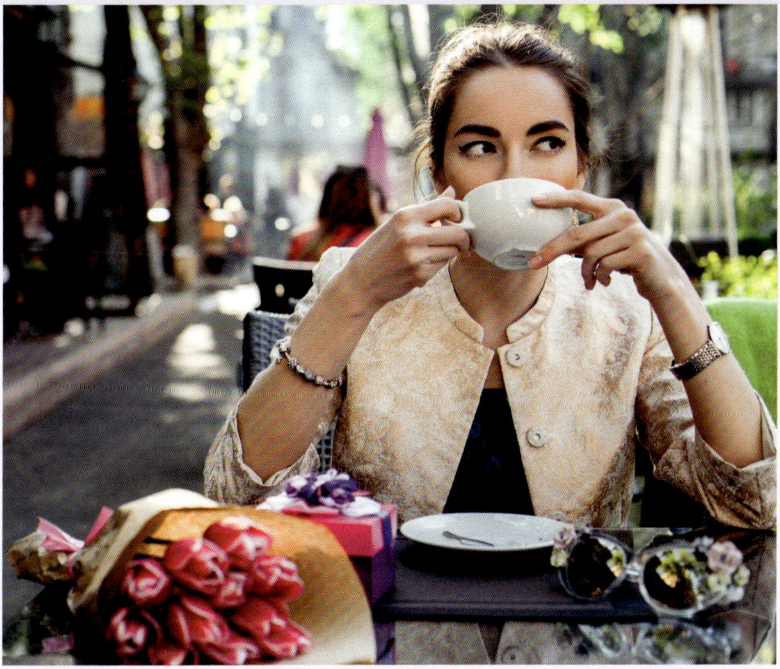

mäßig mit Entspannungseinheiten, um Ihre Anspannungen und Verspannungen abzubauen. Faulenzen, Sport treiben oder das Lieblingsbuch lesen? Entspannung kann für jeden anders aussehen. Im Alltag überforderte Menschen finden eher einen Ausgleich durch passive Entspannungsmethoden, die ihre Energie kanalisieren und herunterfahren. Ideal für sie geeignet sind autogenes Training, progressive Muskelentspannung oder Gedankenreisen. Unterforderte sollten sich lieber aktiv entspannen und die Energie durch Yoga, Ausdauersport, Tai Chi und Qi Gong in die richtigen Bahnen lenken.

Gönnen Sie sich regelmäßig Pausen, in denen Sie die Seele baumeln lassen. Tun Sie einfach mal nichts. Lassen Sie zu Hause alles stehen und liegen und gehen Sie spazieren, bei

Wind und Wetter, an Ihren Lieblingsort. Atmen Sie tief ein und aus. Auch Tagträume bauen Stress ab, weil unsere Augen endlich mal zur Ruhe kommen. Machen Sie sich also in der Schlange an der Kasse auf Gedankenreise: Wie wird der nächste Urlaub aussehen? Wie wollen Sie die anstehende Party dekorieren? Welchen Ausflug könnten Sie am Wochenende machen? Wer seine Methode der Entspannung findet und sich jeden Tag eine kleine Auszeit nimmt, den wirft auch in hektischen Situationen so leicht nichts mehr um. Denn am gesündesten lebt es sich im Wechsel zwischen Anspannen und Loslassen.

Alltag strukturieren

Vielleicht müssen Sie auch einiges in Ihrem Alltag verändern. Werfen Sie Ballast ab, geben Sie Aufgaben ab, organisieren Sie effektiver. Schieben Sie Unangenehmes nicht vor sich her, sondern erledigen Sie es zuerst. Dann haben

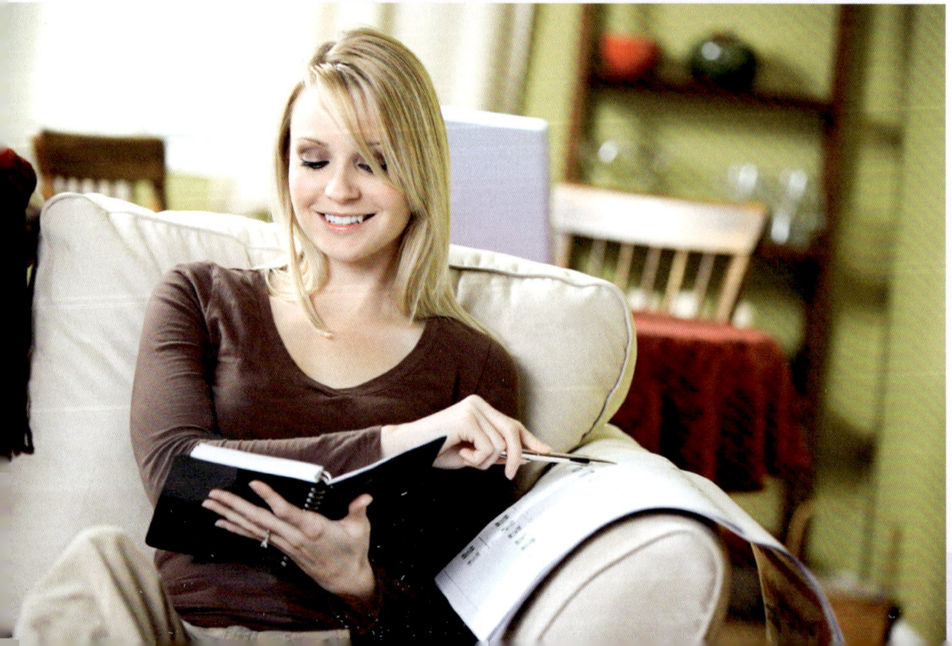

Sie den Kopf frei für anderes. Wenn Sie sich zu viel vorgenommen haben, kann Ihnen auch eine Prioritätenliste helfen. Notieren Sie sich alles, was zu tun ist, bewerten Sie die einzelnen Punkte nach Ihrer Wichtigkeit und arbeiten Sie die Liste in dieser Reihenfolge ab. Das Prinzip eignet sich sowohl für berufliche als auch für private Verpflichtungen. Und ganz wichtig: Schaffen Sie sich immer wieder Ruheoasen, in denen Sie Atmung, Herz-Kreislauf, Muskulatur und Gehirn wieder ausbalancieren. Schnell kann sonst ein Teufelskreis entstehen, der nicht nur das psychische Gleichgewicht ins Wanken bringt, sondern letztlich auch Auslöser für die Entstehung von gesundheitlichen Störungen oder gar Krankheiten werden kann.

Übernehmen Sie sich nicht!

Wenn Sie sich an einem Tag übernehmen, bekommen Sie das am nächsten Tag zu spüren. Sie sind dann verkrampfter und unkonzentrierter als sonst, da Sie sich einseitig belastet und nicht erholt haben – Sie sind aus dem Takt geraten. Ihre Energiereserven sinken, Sie sind reizbar und stressanfällig. Wie können Sie das vermeiden? Verplanen Sie einfach nur die Hälfte Ihrer Zeit. Wenn Sie Ihr Leistungsvermögen gut einschätzen können, nehmen Sie sich für einen Tag nur so viel vor, wie Sie gut schaffen, ohne sich zu überanstrengen. Wenn Sie alles erledigt haben, dürfen Sie stolz auf sich sein. So ermüden Sie weniger schnell und haben zudem noch Spielraum für unvorhergesehene Ereignisse, die Sie andernfalls stressen würden. Planen Sie in Ihren Tageablauf außerdem mehrere Pausen ein, in denen

Sie sich entspannen. In Ruhephasen gewinnen wir Abstand von unseren Problemen. Oft finden wir gerade dann ganz spontan die passende Lösung.

Zeit zum Nachdenken

Wir brauchen Zeit um nachzudenken, um unsere persönlichen Bedürfnisse und Wertvorstellungen zu erkennen, wieder bei uns selbst anzukommen und zur Ruhe zu kommen. Nachdenken ist wie Heimkommen. Nur wir selbst wissen letztlich, wer wir sind und was wir brauchen, um glücklich und zufrieden zu sein. Je besser wir uns selbst kennen, desto weniger reiben wir uns im Kampf gegen unsere Schwächen und Grenzen auf. Wer sich und sein Leben reflektiert, wird ruhig und gelassen, ist weniger stressanfällig und sieht die Dinge klarer. Ziehen Sie sich daher hin und wieder zurück, um Ihre Gedanken schweifen zu lassen. Betrachten Sie Ihren Tag vor Ihrem inneren Auge. So gewinnen Sie Abstand zu den Ereignissen und werden sich über die verschiedenen Zusammenhänge und Beweggründe klar. Sie lernen viel über sich und andere und können künftig mit ähnlichen Begebenheiten leichter umgehen. Solche Betrachtungen helfen Ihnen, nicht im alltäglichen Chaos unterzugehen. Sie machen sich das Tagesgeschehen bewusst, sehen alles klarer und werden so belastbarer.

Um nachzudenken brauchen Sie genug Zeit und einen geeigneten Ort. Sie können das nächste verregnete Wochenende zu diesem Zweck nutzen. Wählen Sie zum Nachdenken einen Ort, an dem Sie sich rundum wohl fühlen und weitgehend ungestört sind. Vielleicht haben Sie zu Hause sogar

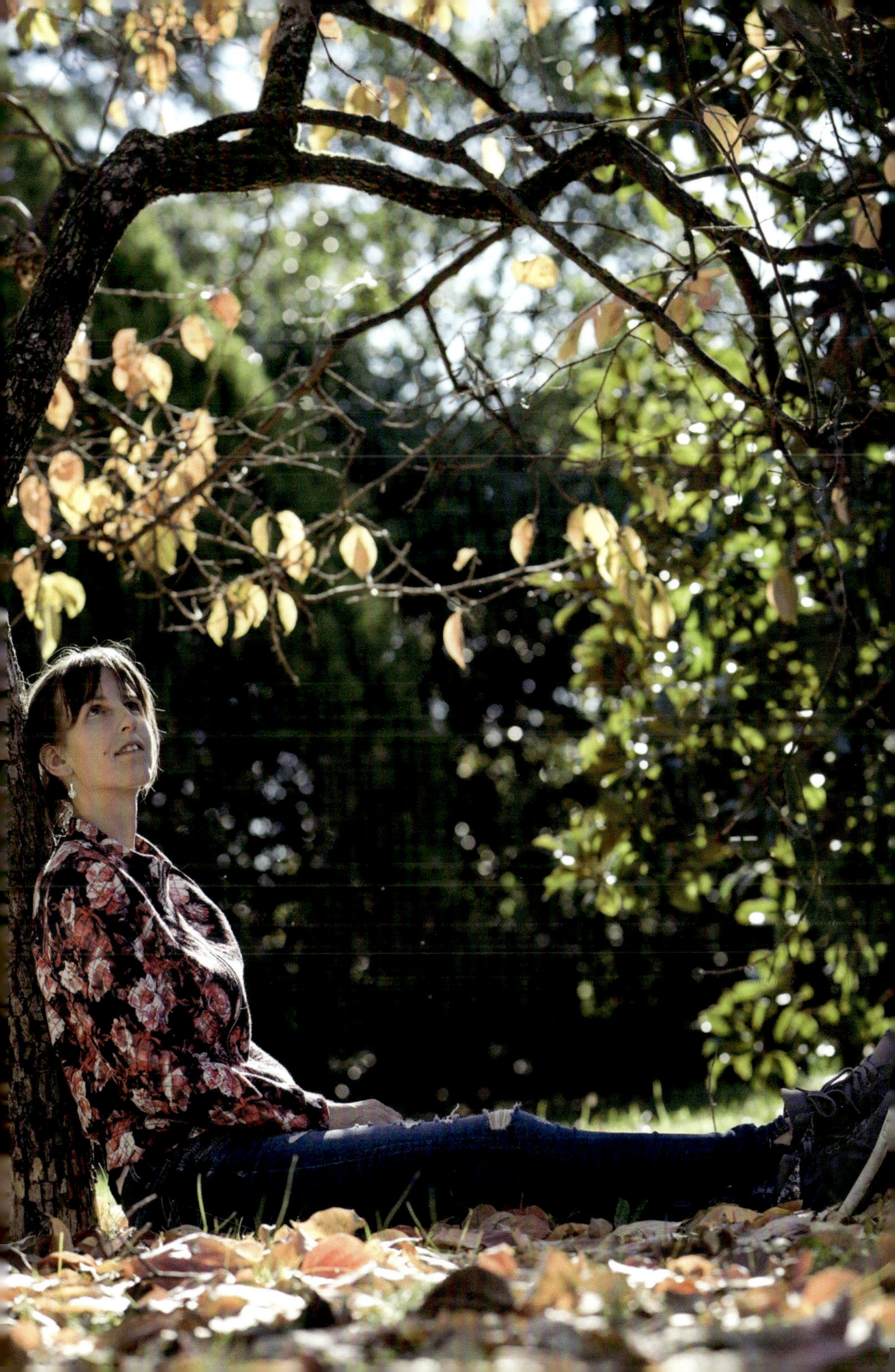

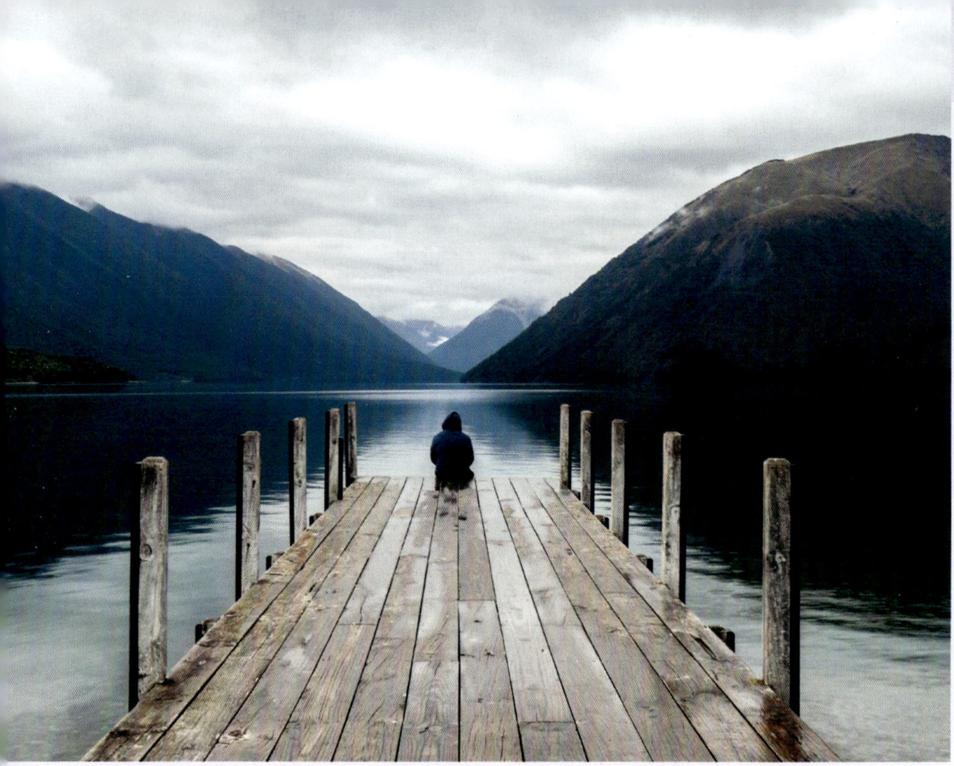

eine Ecke, die sich dazu eignet. Das kann z. B. eine „Kuschelecke“ im Wohnzimmer oder der Liegestuhl im Garten sein. Wenn nicht, richten Sie sich eine solche doch ein. Oder unternehmen Sie einen beschaulichen Spaziergang in der Natur, um Ihren Gedanken Flügel zu verleihen. Sehr schön nachdenken lässt es sich am Ufer eines Sees oder unter einem Baum. Auf jeden Fall sollten Sie sicherstellen, dass Sie nicht gestört werden – weder durch andere Leute, noch durch Ihr Handy. Ruheoasen inmitten eines hektischen Alltags bilden eine große Energieressource. Konzentrieren Sie sich auf das Wesentliche und treten Sie häufiger mal auf die Bremse, um innezuhalten und sich zu fragen: Was will ich eigentlich?

So viel Zeit muss sein!

Am besten ist es, seinen Gedanken täglich 15 oder 30 Minuten zu widmen. Wer das nur alle paar Tage oder gar Wochen schafft, braucht dann schon einmal einen halben Nachmittag dafür. Nehmen Sie sich Zeit, Ihre Ziele und Pläne zu aktualisieren, besonders, wenn Sie sich nicht so häufig damit beschäftigen. Was wollten Sie erreichen und wie weit sind Sie gekommen? Welche Gründe gibt es, dass Sie Ihr Ziel noch nicht erreicht haben? Welche Sorgen belasten Sie und womit sind Sie ganz zufrieden?
Wenn Sie abends den Tag noch einmal Revue passieren lassen, sollten Sie sich zunächst fragen, wie Sie ihn erlebt und empfunden haben. Was ist Ihnen besonders gut gelungen, was war weniger gut, was ging daneben? Wie hat der Tag begonnen? Wie viel Stress hatten Sie und warum? Gibt es etwas, das Sie verbessern könnten? So setzen Sie sich bewusst mit Ihren Erlebnissen auseinander und wissen, was Sie morgen ändern sollten. Ein Abendgebet oder eine Abendmeditation erfüllen diese Zwecke übrigens auch.

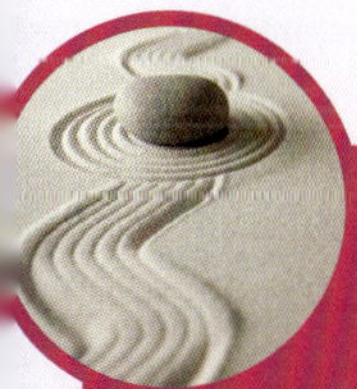

Stress reflektieren

Wenn wir abends unsere Gedanken schweifen lassen und den vergangenen Tag Revue passieren lassen, erkennen wir plötzlich auch, warum uns so manche Situation gestresst hat. Sobald wir diese Ursachen kennen, können wir den Stress beim nächsten Mal vermeiden. Auch darum ist es wichtig, sich hin und wieder Zeit zum Nachdenken zu nehmen.

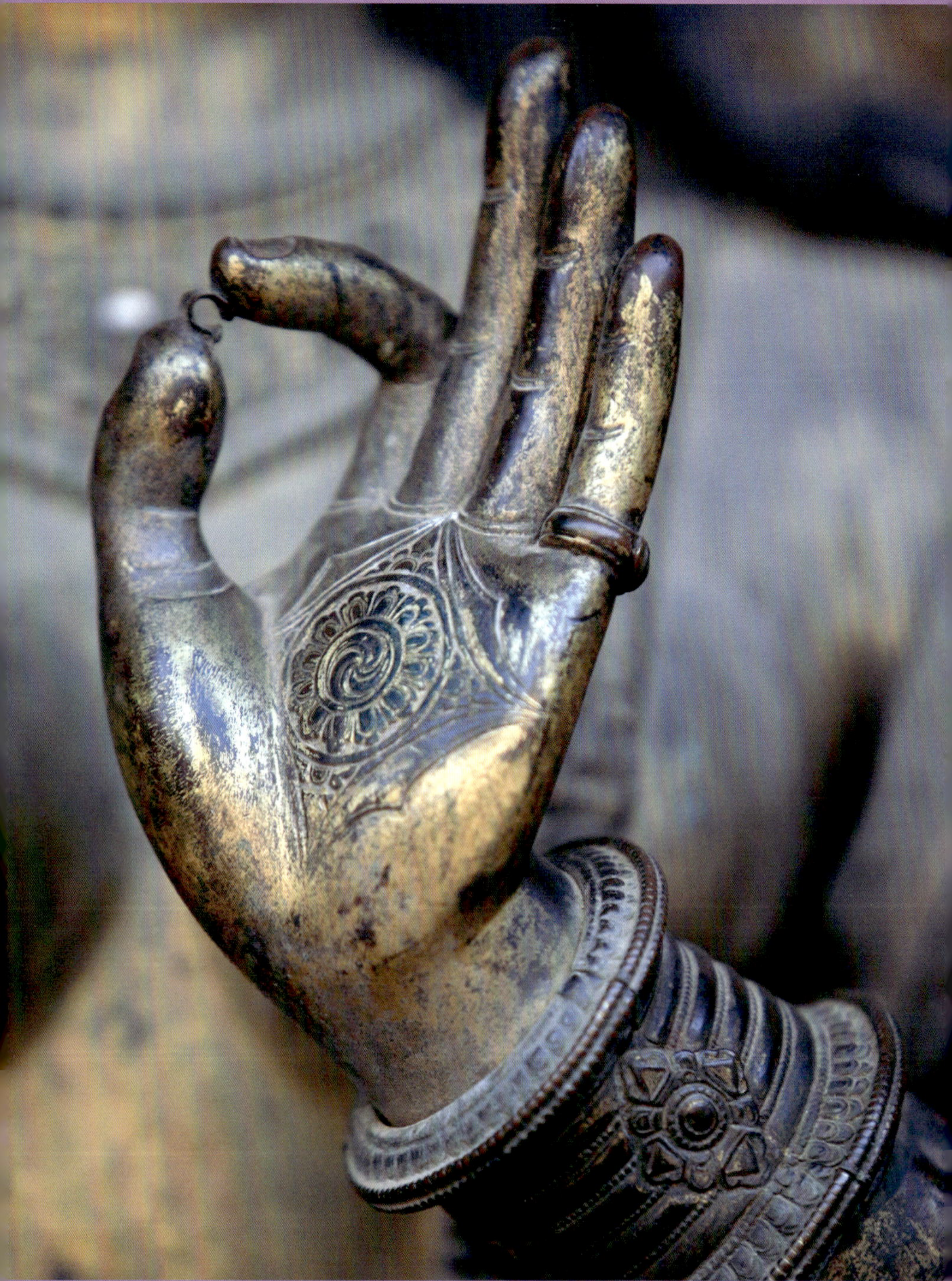

Übungsteil

Im Folgenden finden Sie Übungen aus ganz verschiedenen Bereichen der Entspannung und der Meditation. Probieren Sie einfach einige Übungen aus und behalten Sie diejenigen regelmäßig bei, die Ihnen persönlich zusagen!

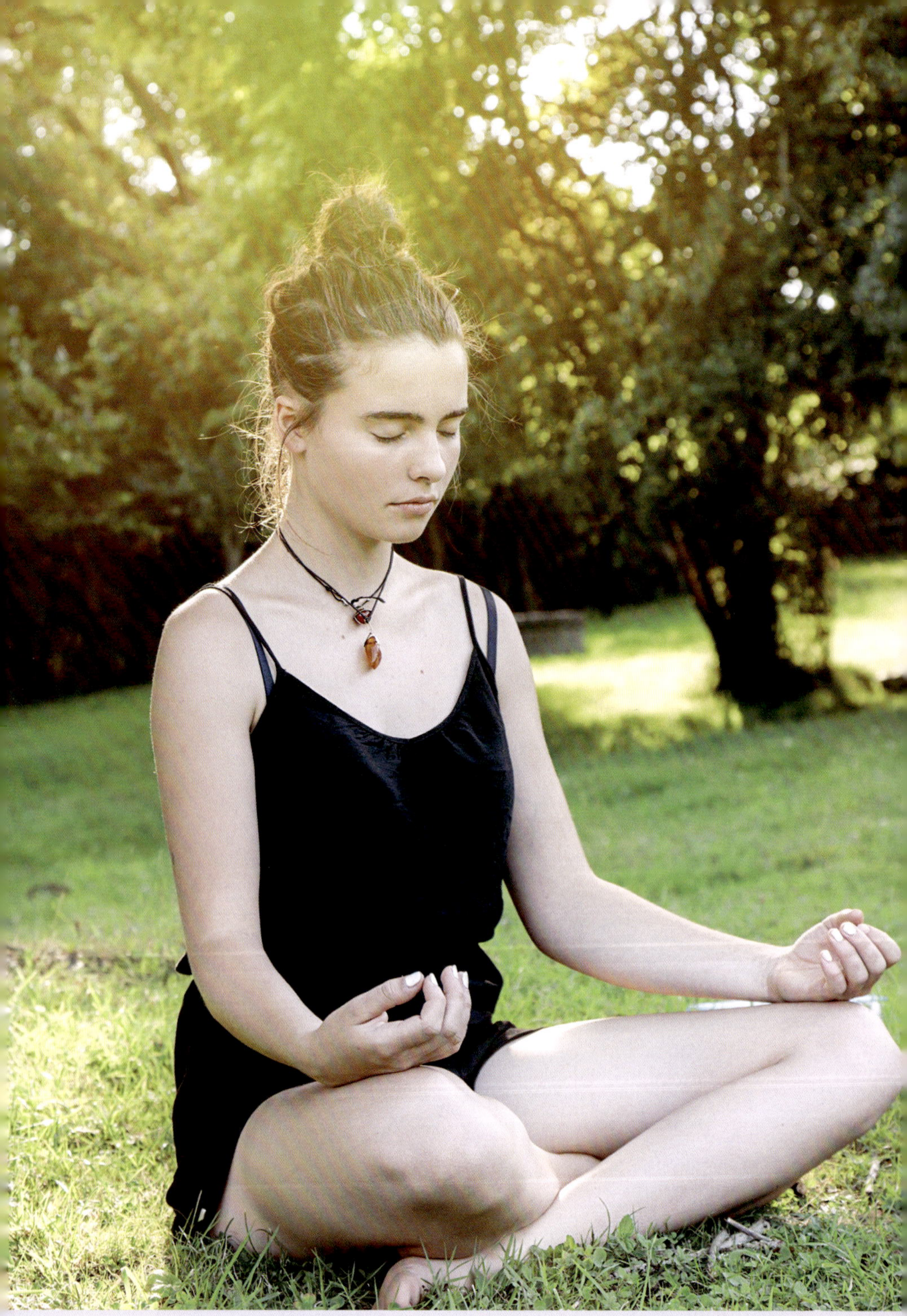

Sitzhaltungen

Zum Meditieren bieten sich verschiedene Sitzhaltungen an. Es muss nicht immer der klassische Lotussitz sein. Probieren Sie aus, was Sie schaffen und was für Sie bequem ist. Beginnen Sie z. B. mit dem Schneidersitz. Wenn Sie dann geübter sind, können Sie sich immer noch steigern.

Schneidersitz oder Einfache Pose (Sukhasana)

Legen Sie den linken Fuß unter den rechten Oberschenkel. Die Fußsohle zeigt dabei nach außen. Der rechte Fuß wird anschließend unter den linken Oberschenkel gelegt. Auch hier zeigt die Fußsohle nach außen. Legen Sie die Handflächen auf die Knie und richten Sie den Rücken vom Becken her auf. Das Kreuz schiebt sich dabei ein wenig nach vorne. Lassen Sie die Schultern fallen und entspannen Sie die Arme und das Gesicht.

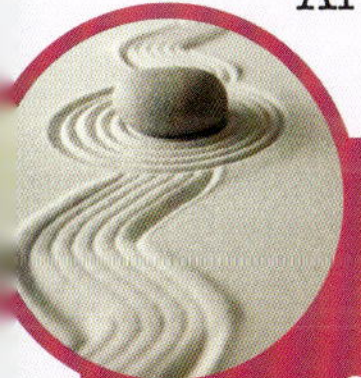

Info

Der Schneidersitz ist eine gute Alternative zum Lotussitz. Üben Sie zu Anfang mit diesem Sitz, bevor Sie sich an den für Europäer schwieriger zu lernenden Lotussitz wagen. Er ist ebenso wirksam wie der asiatische Sitz. Sukhasana hilft gegen Müdigkeit und Stresssymptome, entspannt die ganze Körpermuskulatur und ist gut für die Durchblutung. Die Übung wirkt ebenfalls positiv bei einem Hohlkreuz. Üben Sie zu Beginn ungefähr zwei bis drei Minuten und wiederholen Sie die Position dreimal am Tag. Achten Sie dabei darauf, wie Ihr Atem fließt.

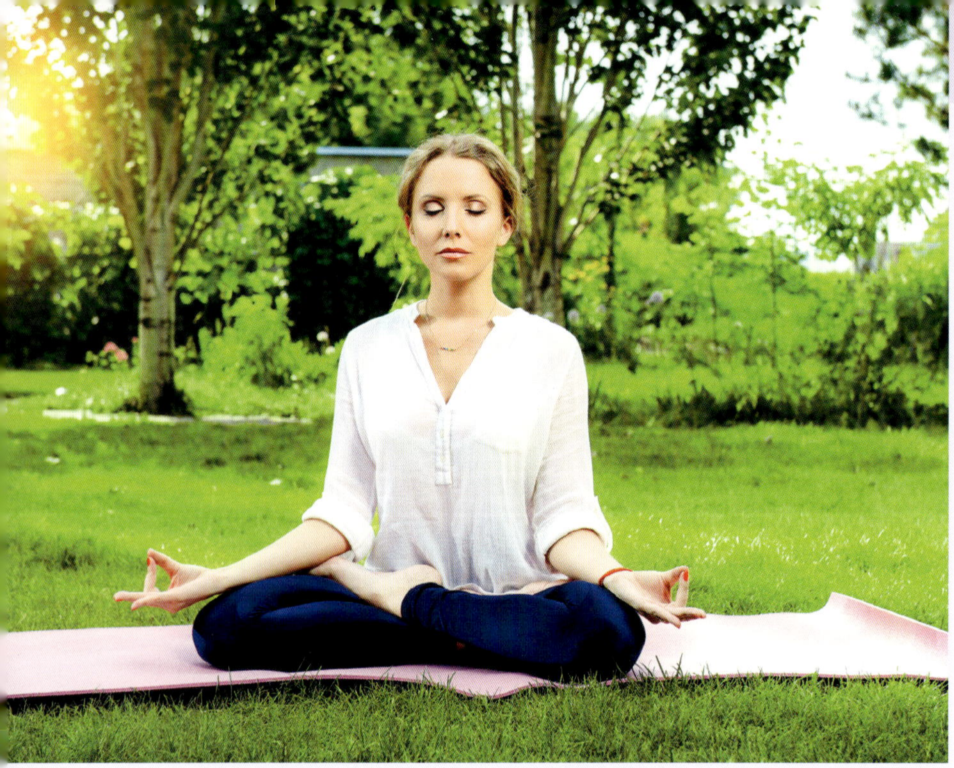

Lotussitz (Padmasana)

Beginnen Sie die Übung im Schneidersitz. Die Wirbelsäule ist aufgerichtet. Legen Sie nun den linken Fuß auf den rechten Oberschenkel und den rechten Fuß auf den linken Oberschenkel. Ziehen Sie die Füße dicht an den Körper heran, sodass sie in der Leiste liegen. Die Fußsohlen zeigen nach oben. Die Arme ruhen entweder auf den Knien, sind lang vom Körper weggestreckt oder werden vor dem Brustkorb in der Gebetsstellung gehalten.

Der Lotussitz ist die klassische Meditationshaltung, in der Geübte lange ruhig verharren können. Sie erfordert allerdings etwas Übung. Dehnen Sie vorher Ihre Beinmuskulatur, damit Sie keinen Muskelkater bekommen. Es kann auch sein, dass Ihnen die Position etwas wackelig vorkommt. Das ändert sich, sobald Sie mit den Knien sicher den Boden berühren. Dann bekommt die Haltung, die an eine Lotusblüte erinnern soll, die erforderliche Stabilität. Die Übung harmonisiert den Energiefluss im Körper. Sie sorgt dafür, dass die wichtigsten Energiebahnen optimal frei sind und Energie strömen kann.

Gebundener Lotus (Bandha Padmasana)

Voraussetzung ist die Beherrschung des Lotussitzes, da er die Ausgangsposition für den Gebundenen Lotus ist. Setzen Sie sich in den Lotussitz und kreuzen Sie die Arme im Rücken. Mit den Händen umfassen Sie Ihre Füße. Verharren Sie in dieser Position einige Minuten. Wenn Sie etwas geübter sind, können Sie sich aus dieser Stellung nach vorne beugen und den Kopf auf den Boden legen.

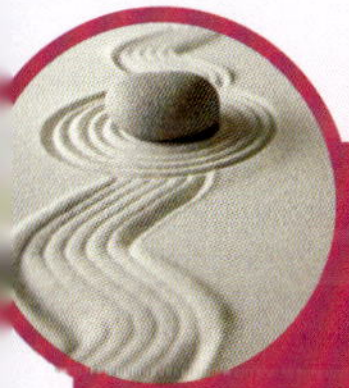

Info

Die Übung hilft gegen einen Rundrücken, sie kräftigt und entspannt die Rückenmuskeln. Wie der Lotussitz ist auch der Gebundene Lotus eine gute Haltung, um längere Zeit zu meditieren. Der Atem geht dabei ruhig und fließend, die Gedanken können mit dem Atemrhythmus vorbeiziehen. Der Körper ist entspannt und ruht in sich. Nehmen Sie zum Abschluss der Übung drei tiefe Atemzüge und kommen Sie langsam und behutsam in umgekehrter Reihenfolge aus der Position heraus. Strecken Sie die Beine aus, machen Sie die Arme lang und entspannen Sie sich abschließend für eine Weile in der Totenhaltung (siehe Seite 102).

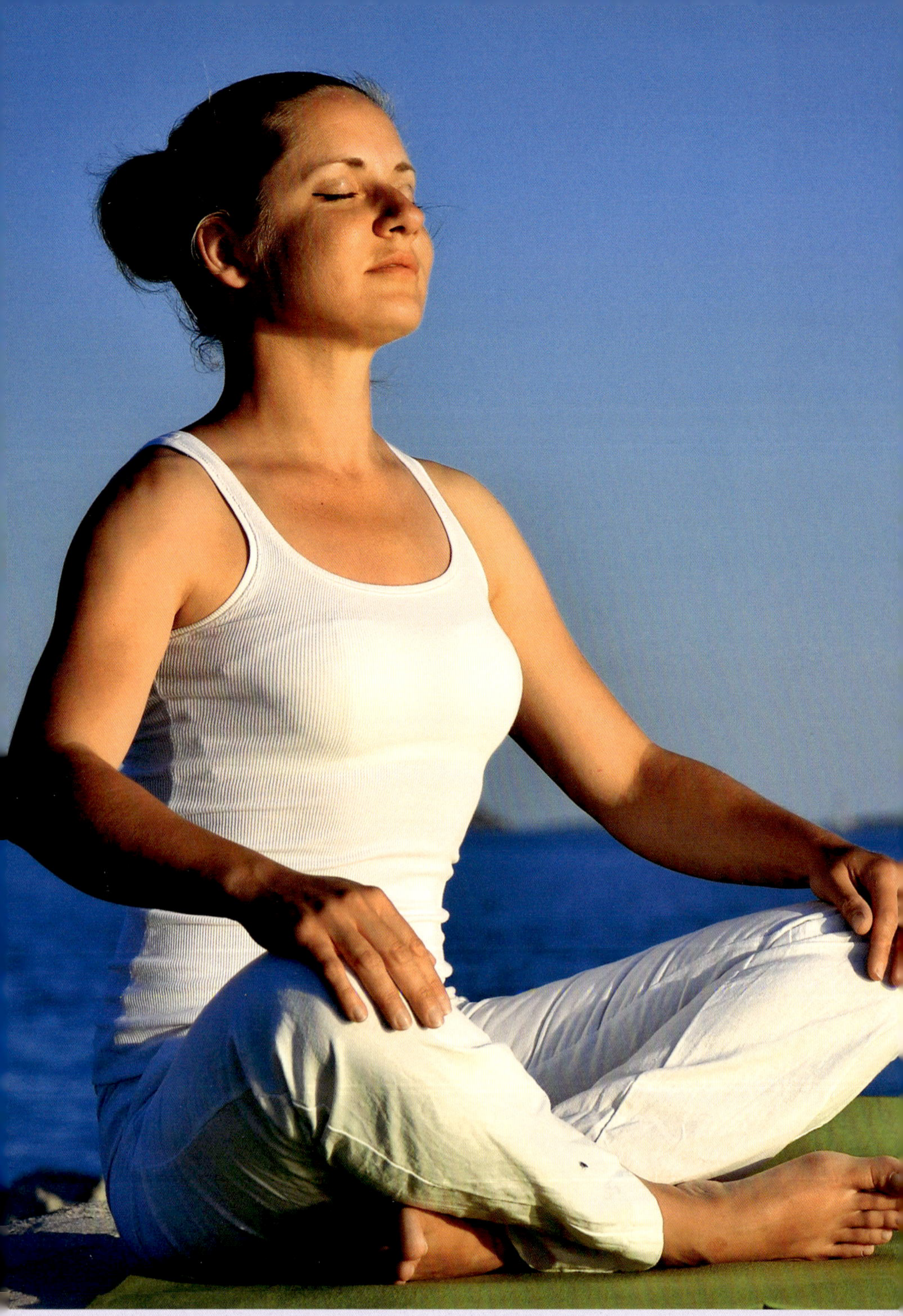

Yoga-Übungen

Die beste Möglichkeit, den Kopf abzuschalten, um dann hinterher entspannt seinen Blick nach innen richten zu können, besteht darin, beim Körper anzusetzen. Einige Yogaübungen helfen Ihnen dabei.

Yoga-Übungsreihe I

1. Übung

Legen Sie sich auf den Rücken, schließen Sie die Augen und spüren Sie die Schwere des Körpers. Schalten Sie Ihre Gedanken ab und kommen Sie ganz und gar ins Jetzt. Lassen Sie Ihren Atem zur Ruhe kommen und lassen Sie mit jedem Ausatmen Spannungen in Körper und Seele los. Bleiben Sie so zehn Minuten entspannt liegen.

2. Übung

Sie knien im Fersensitz, sitzen also mit dem Po auf den Fersen. Falls Ihnen das schwer fällt, können Sie ein kleines Kissen zwischen Füße und Gesäß legen. Der Rücken sollte ganz aufrecht sein, die Arme hängen seitlich herab und die Augen sind geschlossen. Ausatmend lassen Sie den Oberkörper langsam nach vorn sinken, bis Sie mit der Stirn

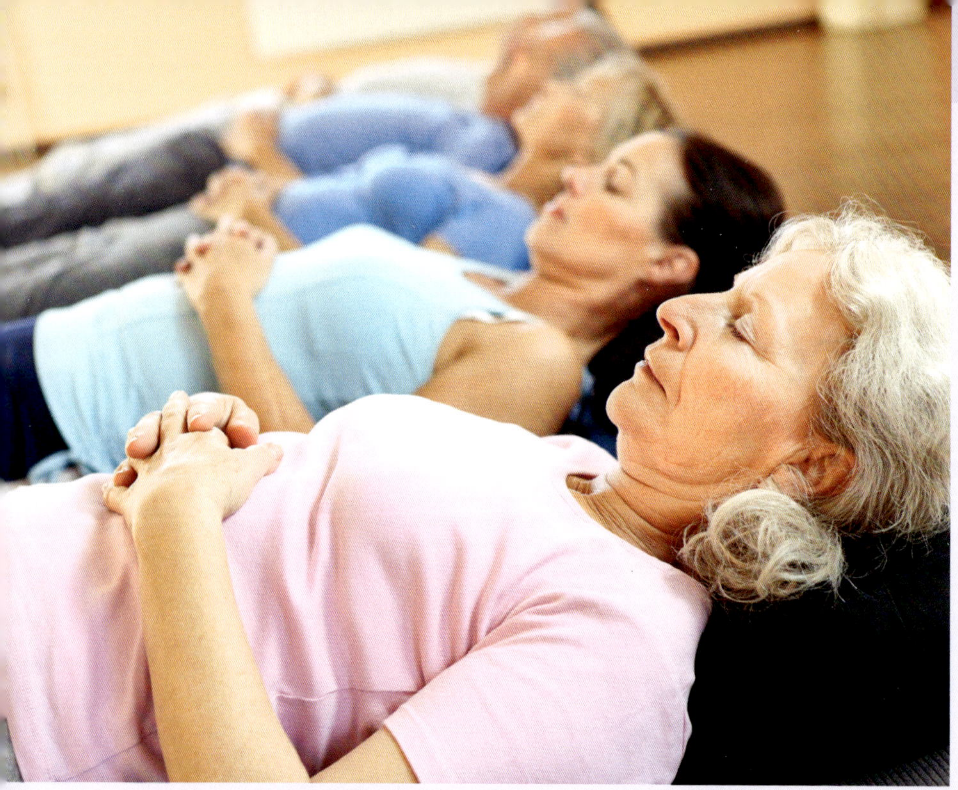

den Boden berühren. Die Handrücken, Arme und Unterarme liegen auf dem Boden. Atmen Sie tief und entspannt und spüren Sie, wie der Bauch beim Einatmen sanft gegen die Oberschenkel drückt.

3. Übung

Legen Sie sich mit geschlossenen Beinen auf den Bauch. Die Zehen berühren sich, und die Füße sind ausgestreckt. Legen Sie die Stirn auf den Boden und die Handflächen unter die Schultern, die Arme sind gebeugt. Entspannen Sie sich kurz. Einatmend heben Sie dann langsam und wie in Zeitlupe die Nase ein kleines Stück vom Boden ab. Arbeiten Sie nur mit der Kraft der Rückenmuskeln, ohne mit den Armen zu drücken. Es genügt, die Brust leicht vom Boden abzuheben. In der Zielstellung blicken Sie nach vorn – die Po- und Beinmuskeln sind angespannt. Die Schultern bleiben unten. Ziehen Sie diese nicht zu den Ohren, sondern eher etwas nach hinten und unten. Mit dem Ausatmen senken Sie den Körper wieder, legen die Stirn auf den Boden zurück und entspannen sich.

4. Übung

Setzen Sie sich im Schneidersitz auf den Boden. Der Rücken ist gerade und aufrecht, die Hände ruhen auf den Knien. Ihr Atem geht leicht und regelmäßig. Die Augen sind nicht geschlossen. Richten Sie Ihren Blick auf einen Gegenstand

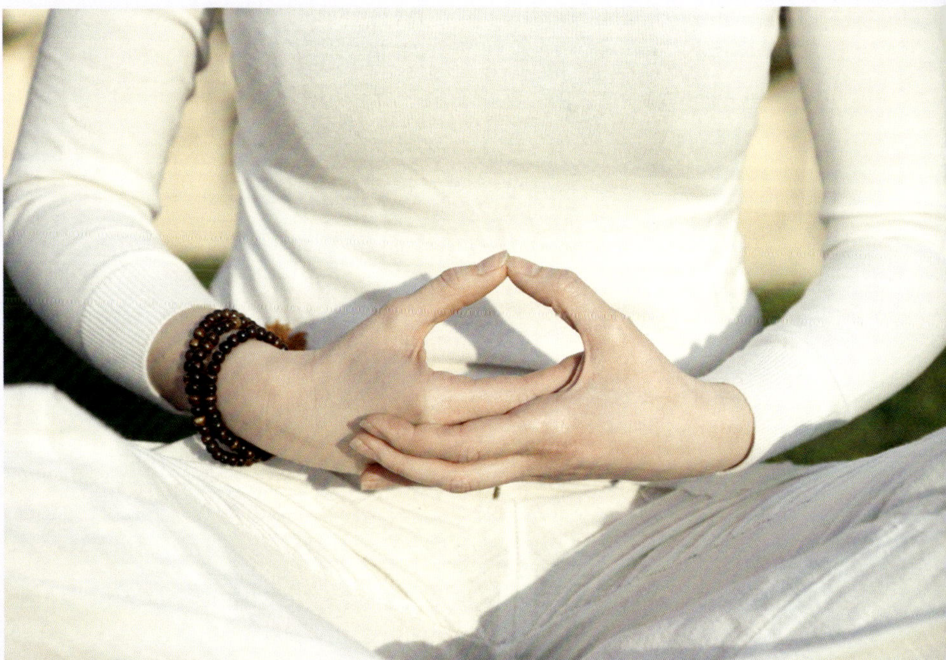

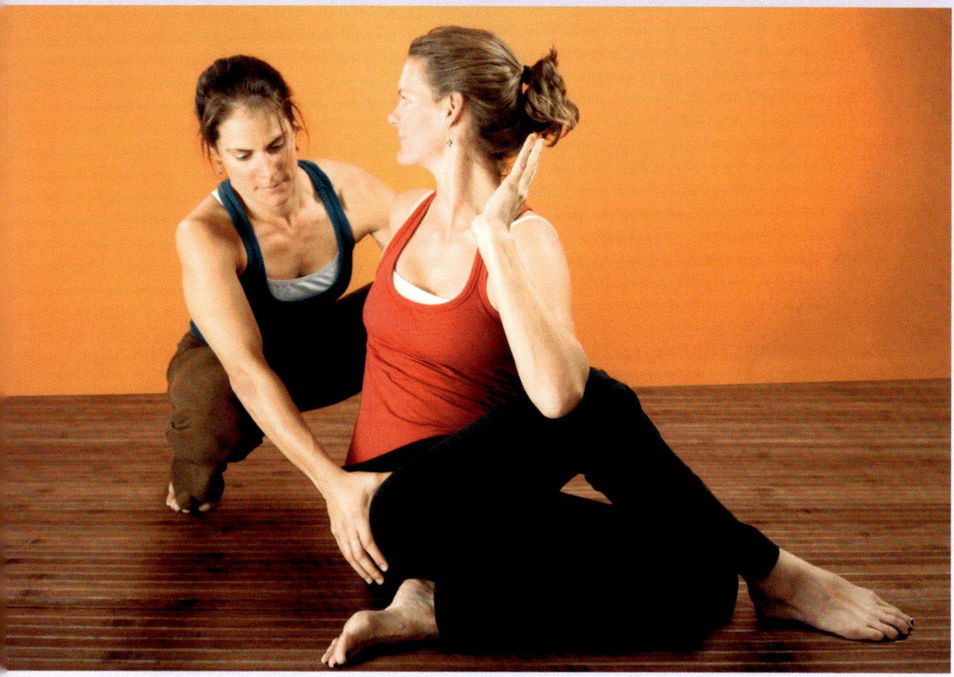

in der Nähe oder auf den Boden. Ihre innere Konzentration richtet sich auf die Region unterhalb des Bauchnabels. Versuchen Sie, aufkommende Gefühle und Gedanken nicht zu beobachten. Falls Ihre Aufmerksamkeit abschweift, versuchen Sie, diese wieder auf die Bauchnabelregion hinzulenken. So bleiben Sie etwa fünf Minuten sitzen. Atmen Sie einige Male tief ein und aus und stehen Sie auf.

Yoga-Übungen richtig ausführen

Eine Asana umfasst drei Phasen: das Einnehmen, Halten und Verlassen der Stellung. Man führt die Bewegungen sehr langsam aus (stellen Sie sich vor, Sie dürften sich nur in Zeitlupe bewegen) und lässt sie gleichmäßig, ohne ruckartige Störungen, fließen. Wie der Körper im Asana gedehnt wird, ist genau abgestimmt, so harmonisiert die Übung die Körperenergien. Wenn Sie einige Sekunden in der Stellung verharren, machen Sie es sich so bequem wie möglich. Atmen Sie normal und entspannt weiter. Die Atmung erfolgt dabei durch die Nase. Spüren Sie ganz genau jede einzelne Muskelfaser. Tun Sie nichts rein mechanisch, sondern alles bewusst. Wenn Sie die Spannung gut vertragen, dürfen Sie die Dehnung steigern. Kommen Sie dann so langsam aus der Haltung zurück, wie Sie sie eingenommen haben. Üben Sie niemals mit vollem Magen und stets ohne Zwang. Die Wirkung der Asanas stellt sich meist nach fünf bis sechs Monaten regelmäßigen Trainings ein.

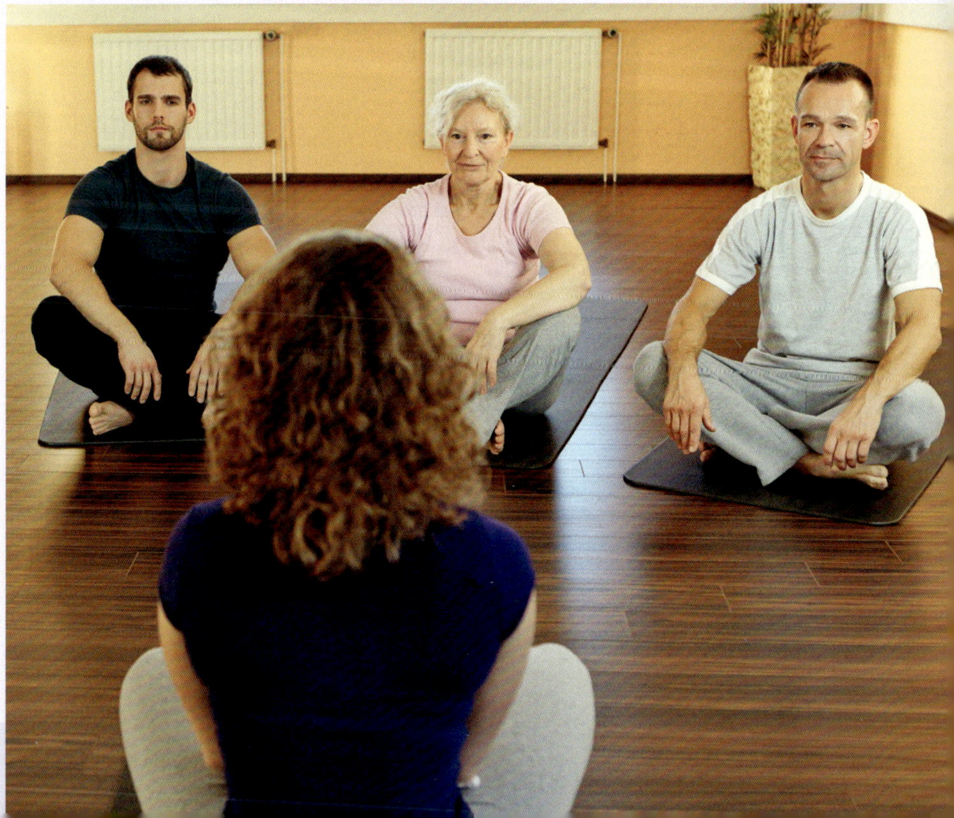

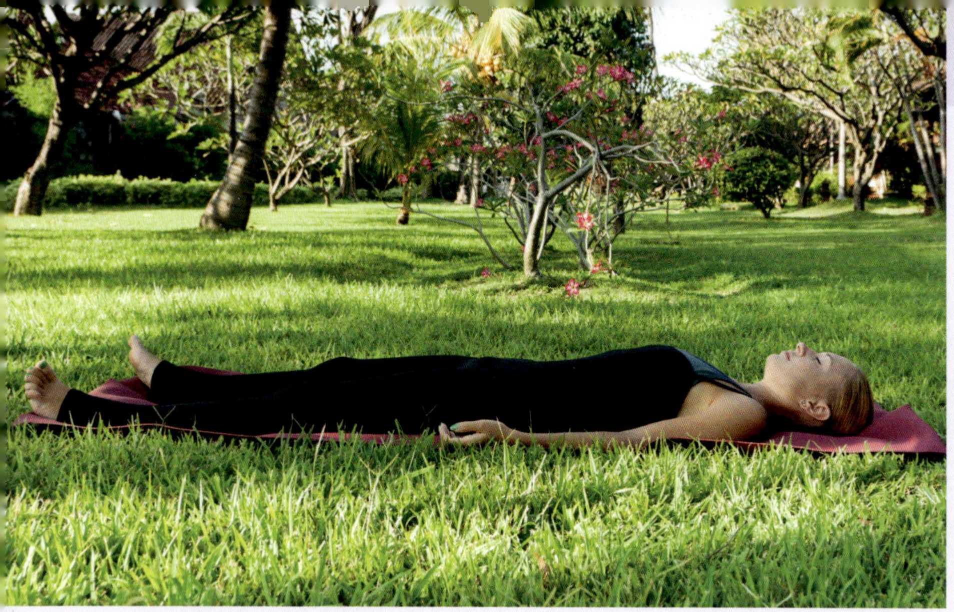

Yoga-Übungsreihe II

1. Totenhaltung

Legen Sie sich auf den Rücken. Die Arme ruhen mit nach oben zeigenden Handflächen locker neben dem Körper. Lassen Sie Ihre Gedanken schweifen, und halten Sie einige Atemzüge lang inne. Um die Stellung zu verlassen, atmen Sie dreimal tief ein und aus und strecken sich.

2. Beindehnung

Heben Sie langsam das rechte Bein so weit an, wie es ohne Anstrengung möglich ist. Verharren Sie einige Atemzüge lang und senken Sie das Bein langsam wieder zu Boden. Wiederholen Sie die Übung mit dem linken Bein.

3. Kerzenhaltung

Legen Sie sich auf den Rücken. Winkeln Sie die Beine an, führen Sie die Knie in Richtung Ihres Gesichts. Stützen Sie Oberkörper und Gesäß mit den Händen ab. Richten Sie dann Rumpf und Beine allmählich gerade zur Kerze auf. Verharren Sie kurz und kehren Sie in die Rückenlage zurück.

4. Pflughaltung

Legen Sie sich auf den Rücken. Winkeln Sie die Beine an, führen Sie die Knie in Richtung Ihres Gesichts. Die Arme bleiben am Boden. Strecken Sie nun beide Beine über den Kopf nach hinten aus, bis die Zehen den Boden berühren. Verharren Sie kurz und kehren Sie in die Rückenlage zurück.

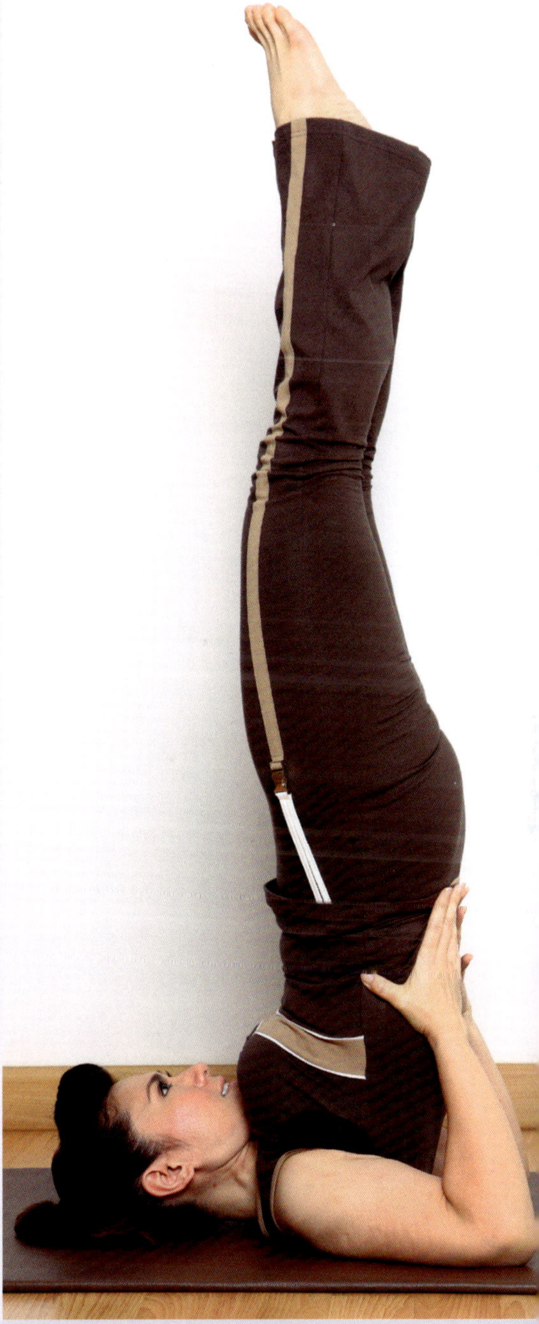

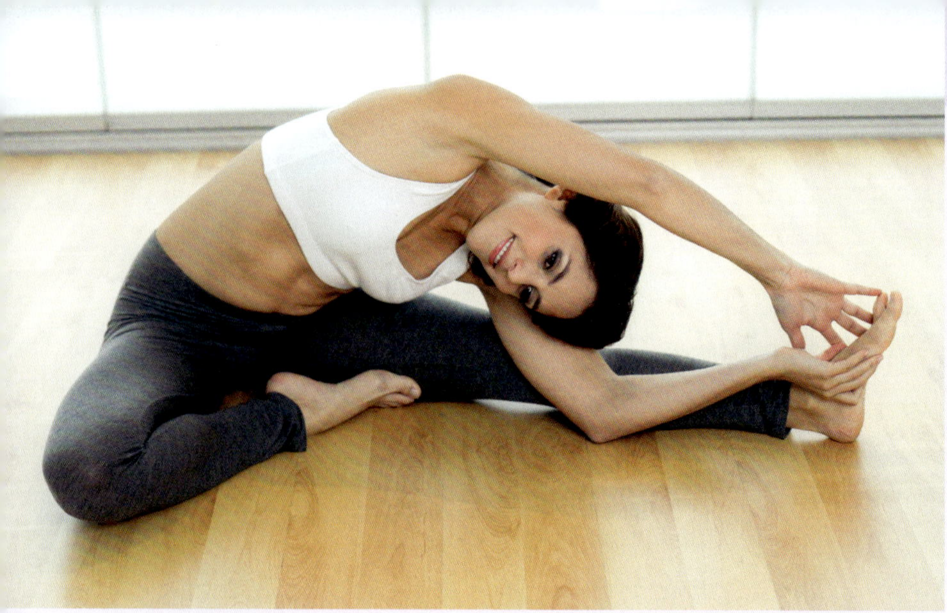

5. Fischhaltung

Setzen Sie sich in den Schneidersitz, legen Sie sich daraus langsam auf den Rücken. Falten Sie die Hände über dem Kopf. Verharren Sie kurz und kehren Sie in den Schneidersitz zurück.

6. Kniekuss-Haltung

Setzen Sie sich mit gespreizten Beinen auf den Boden. Legen Sie die Fußsohle eines Beines an den gestreckten Oberschenkel des anderen. Greifen Sie mit beiden Händen nach dem Fuß des ausgestreckten Beines und versuchen Sie die Zehen zu berühren. Der Oberkörper nähert sich dabei dem Oberschenkel. Wiederholen Sie die Übung mit dem anderen Bein.

7. Kobra-Haltung

Legen Sie sich bäuchlings auf den Boden und strecken Sie die Füße. Die Stirn berührt den Boden. Stützen Sie die Hände in Brusthöhe auf. Heben Sie Oberkörper und Kopf langsam an, bis der Kopf leicht gebeugt ist. Drücken Sie den Oberkörper mit den Armen etwas nach oben, der Unterleib bleibt auf dem Boden. Verharren Sie kurz und kehren Sie in die Bauchlage zurück.

8. Diamantsitz

Knien Sie sich aufrecht auf den Boden. Das Gesäß ruht auf den Fersen. Halten Sie die Knie und die Fußspitzen jeweils zusammen. Legen Sie die Hände auf die Oberschenkel. Achten Sie darauf, dass Rücken, Hals und Kopf eine gerade Linie bilden. Verharren Sie kurz und kehren Sie aus der Stellung zurück.

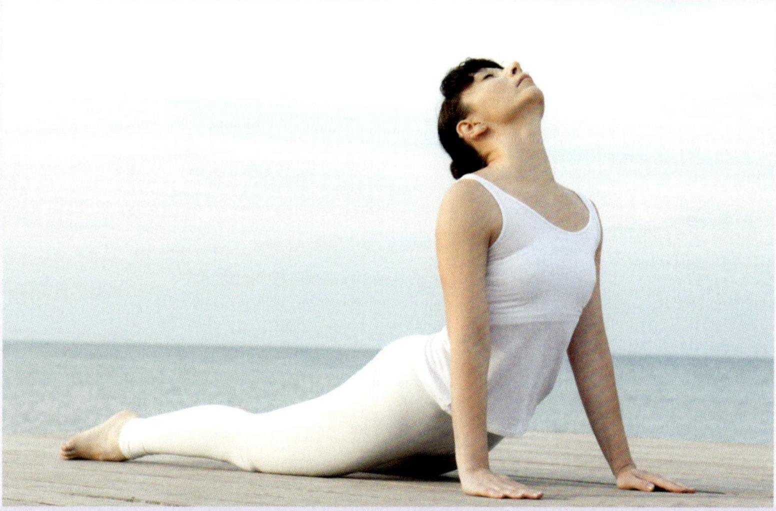

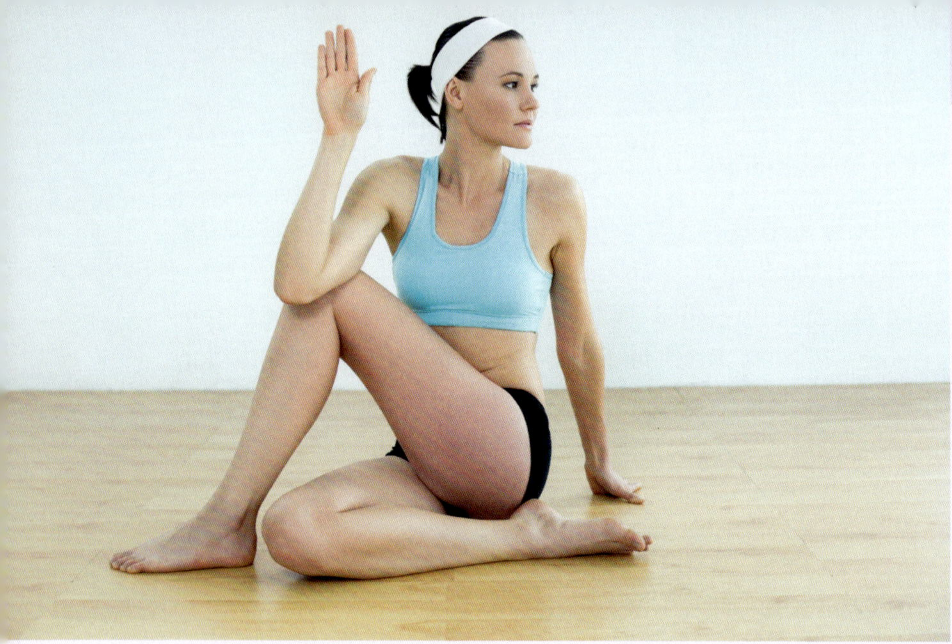

9. König der Fische

Setzen Sie sich auf den Boden. Winkeln Sie das linke Bein wie für den Schneidersitz an, bis der Fuß das Gesäß berührt. Winkeln Sie das rechte Bein über dem linken an und stellen Sie den rechten Fuß an der linken Seite des linken Oberschenkels auf den Boden. Drehen Sie den Oberkörper nach links, und fassen Sie mit der linken Hand das rechte aufrechte Knie. Führen Sie die rechte Hand hinter sich zu Boden und blicken Sie schräg nach vorne rechts. Verharren Sie einige Atemzüge lang in dieser Stellung und kehren Sie langsam in die sitzende Position zurück.

10. Totenhaltung

Schließen Sie die Übungsreihe mit der Totenhaltung (siehe Punkt 1) ab. Bleiben Sie danach einige Minuten ruhig liegen. Um in das normale Wachbewusstsein zurückzukehren, atmen Sie einige Male tief durch und strecken sich gemütlich.

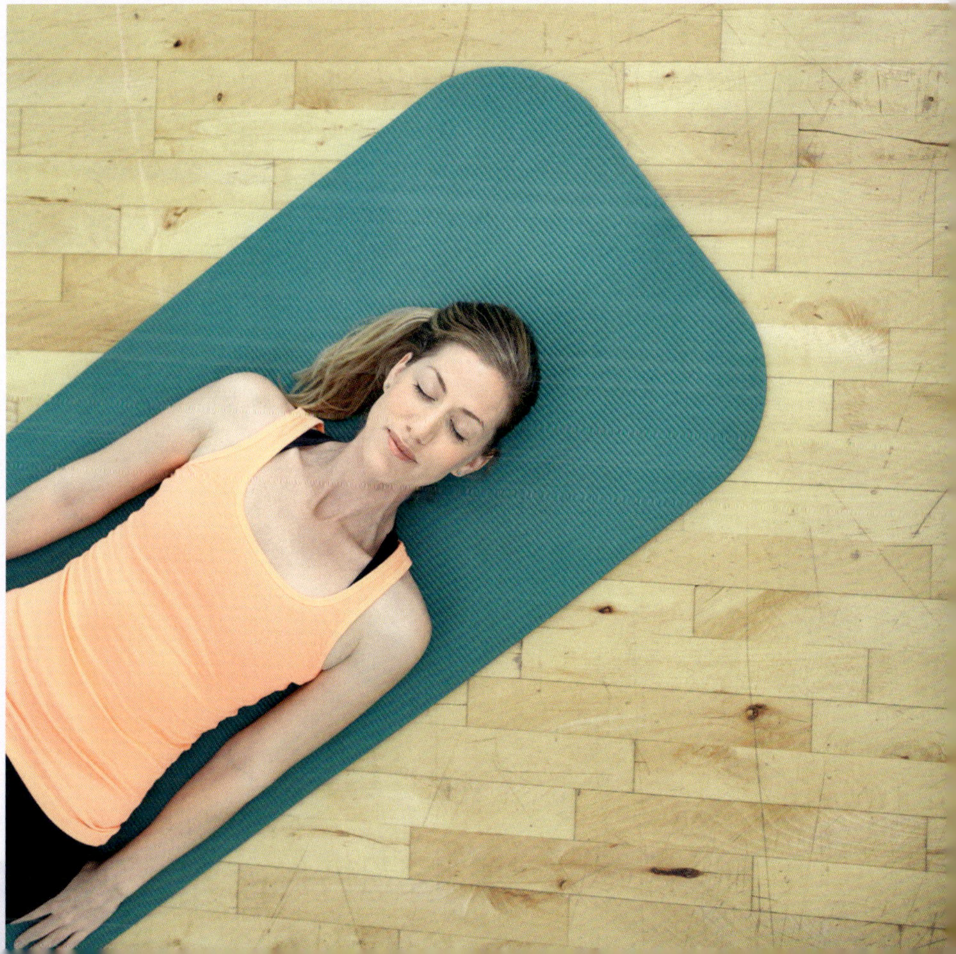

Yoga-Übungen zur Konzentrationssteigerung

In fernöstlichen Ländern ist es üblich, dass Yoga-Übungen zur Steigerung der Konzentration praktiziert werden. Versuchen Sie es auch: Wenn Sie sich beispielsweise im Job über einen längeren Zeitraum konzentrieren müssen, gönnen Sie sich regelmäßige, aktive Pausen, indem Sie zwischendurch fünf Minuten lang einige leichte Yoga-Übungen durchführen. Ein Beispiel: Pressen Sie die Innenseiten der Unterarme und die Handinnenflächen vor ihrem Körper aneinander. Aus dieser Position drücken Sie nun die Unterarme gerade nach oben, ohne dass diese den Kontakt zueinander verlieren. Sobald Sie einen Spannungszustand in Armen und Bauch spüren, halten Sie diese Position für zehn Sekunden.

Eine bewusste Veränderung der Spannungszustände des Muskels ist die einfachste und effektivste Weise, den Kreislauf und damit die gesamte körperliche Aktivität wieder auf Touren zu bringen. Der Blut- und Sauerstofftransport wird angeregt, ohne dass es zu einer Überbelastung und damit wiederum zu einer Ermüdung des Körpers kommt. Probieren Sie es aus!

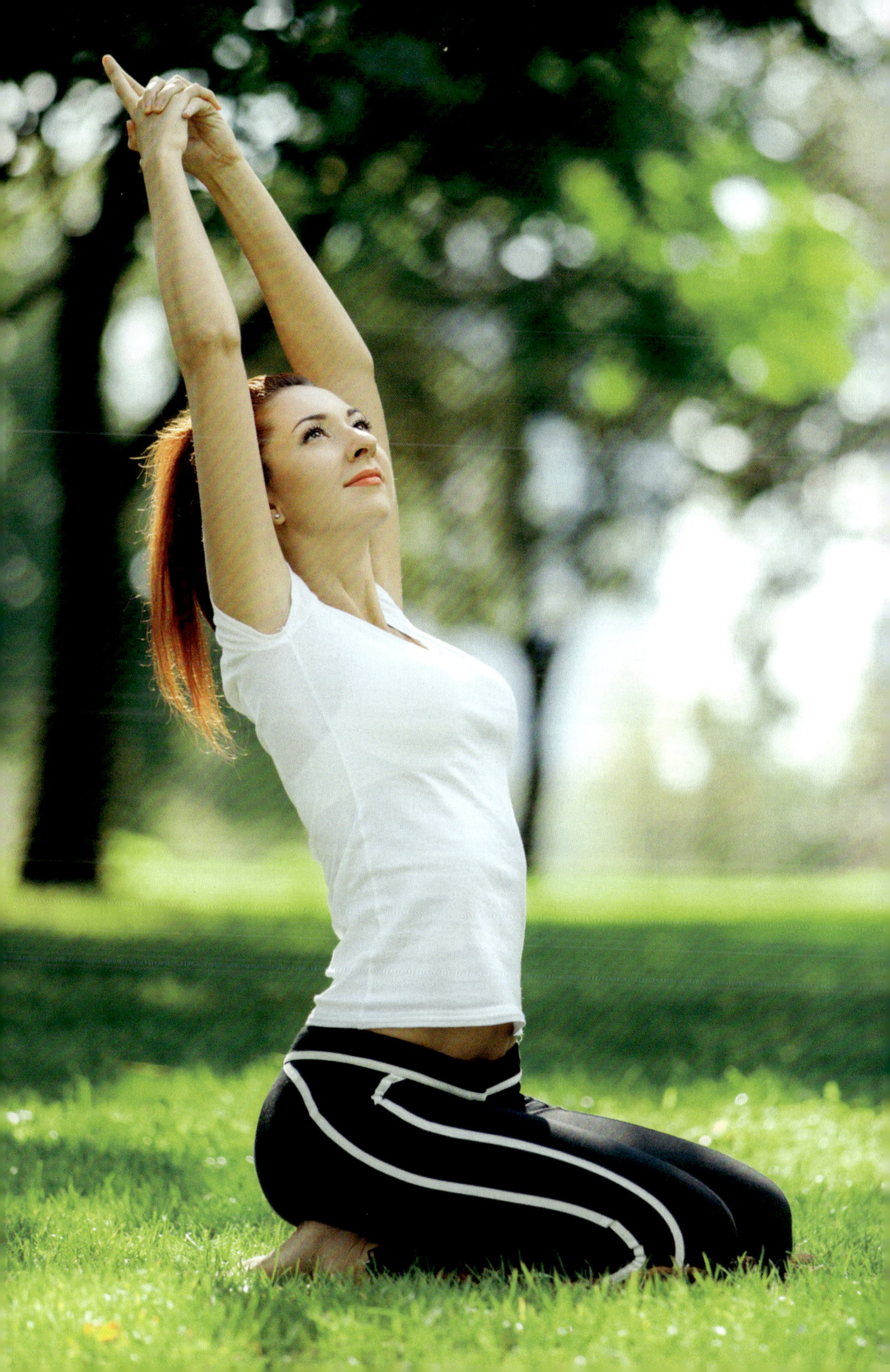

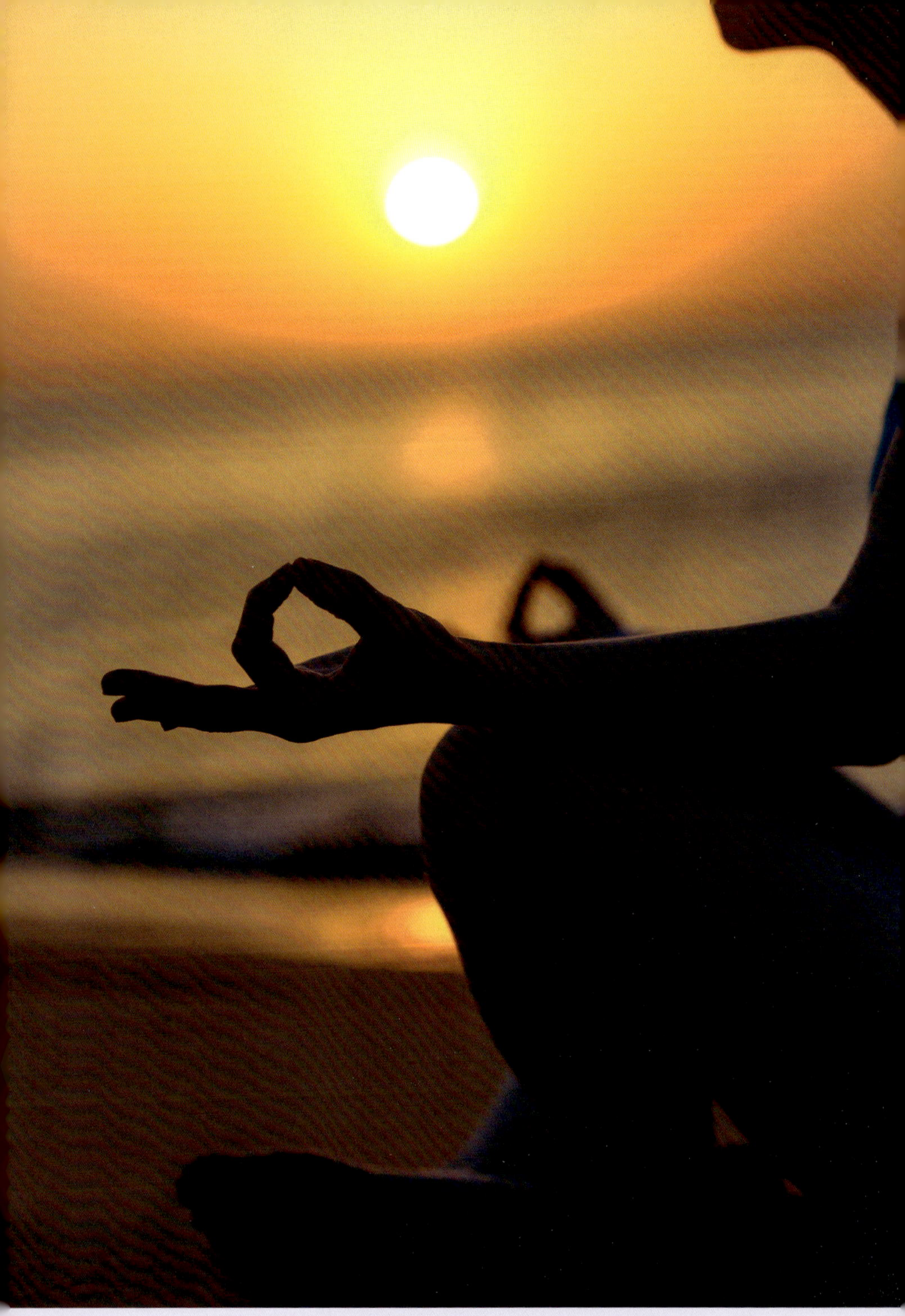

Mudras

Mudra gegen Stress

Gegen Stress hilft folgende Mudra: Legen Sie die Fingerspitzen von Daumen und Ringfinger der linken Hand (oder beider Hände) aneinander, während die restlichen Finger gestreckt bleiben. Mehrmals am Tag fünf Minuten halten. Diese Mudra können Sie auch gut im Büro ausführen, da sie sehr unauffällig ist.

Mudra für mehr Konzentration

Diese Mudra fördert die Gehirn- und Herzintegration, stärkt die Atmung, unterstützt den Gleichgewichtssinn, das Gedächtnis und die Konzentration. Bringen Sie den Daumen und den kleinen Finger der linken Hand zusammen und legen Sie die Daumenkuppe und das zweite Zeigefingerglied der rechten Hand daumenseitig aneinander. Üben Sie dieses Mudra mindestens fünfmal täglich je drei Minuten. Zwischen den Übungen sollten Sie vier Minuten Pause machen.

Mudra für mehr Selbstvertrauen

Selbstvertrauen schenkt diese Mudra: Halten Sie fünf Minuten lang die Fingerspitzen von Daumen, Ringfinger und kleinem Finger beider Hände aneinander.

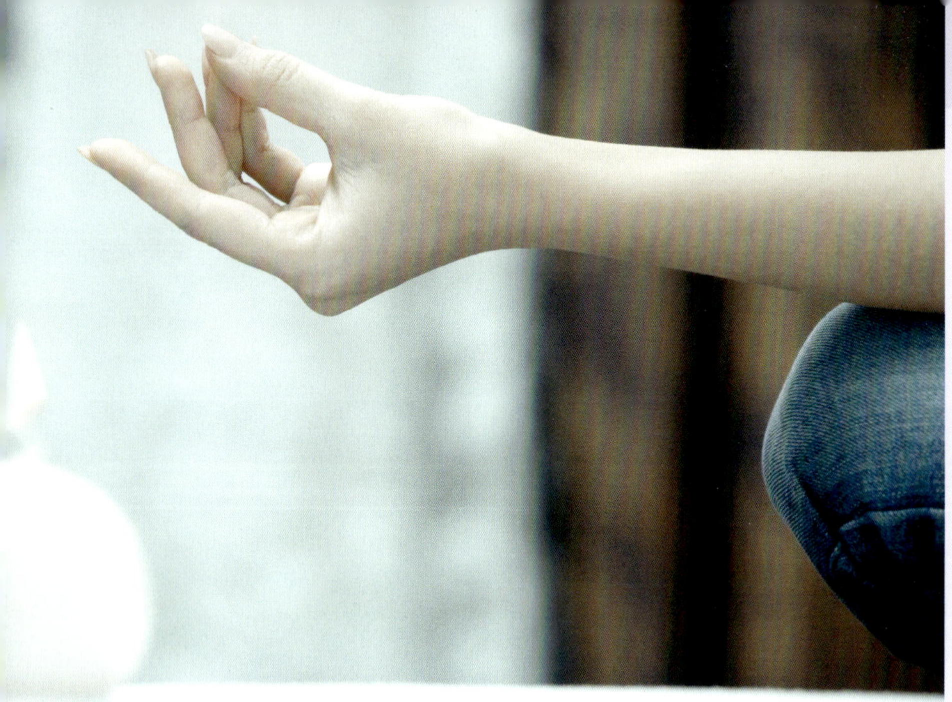

Mudra für Motivation und neue Impulse

Ideale Übung zum Start in den Tag. Dafür verschränken Sie die vier langen Finger miteinander zu einer Art Schale und legen sie an den Hinterkopf. Die Daumen liegen am Hinter-

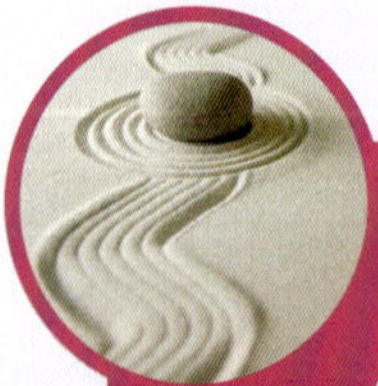

Mudras üben

Mudras können Sie überall anwenden – ob in der S-Bahn, im Auto an der Ampel oder beim Warten an der Supermarktkasse. Sie geben Ihnen in kurzer Zeit neue Power und Energie. Sie können mehrmals täglich angewendet werden. Zwischen zwei verschiedenen Mudras sollten fünf Stunden verstreichen.

hauptrand auf. Diese Mudra können Sie gut im Liegen machen, aber auch einmal zwischendurch am Schreibtisch.

Mudra für Energie, Inspiration und Kreativität

Müde, schlapp und ohne Inspiration? Dann kann Ihnen diese Mudra wieder auf die Sprünge helfen. Sie gibt Energie zurück, sorgt für neue Impulse, Kreativität und Inspiration. Falten Sie die Hände. Bei Frauen kommt der linke Daumen oben zu liegen, bei Männern der rechte. Nun drücken Sie mit dem obenliegenden Daumen leicht auf den unteren Daumen. Halten Sie die Mudra mindestens fünf Minuten oder so lange, bis Sie spüren, wie Sie wieder mit Energie angefüllt werden.

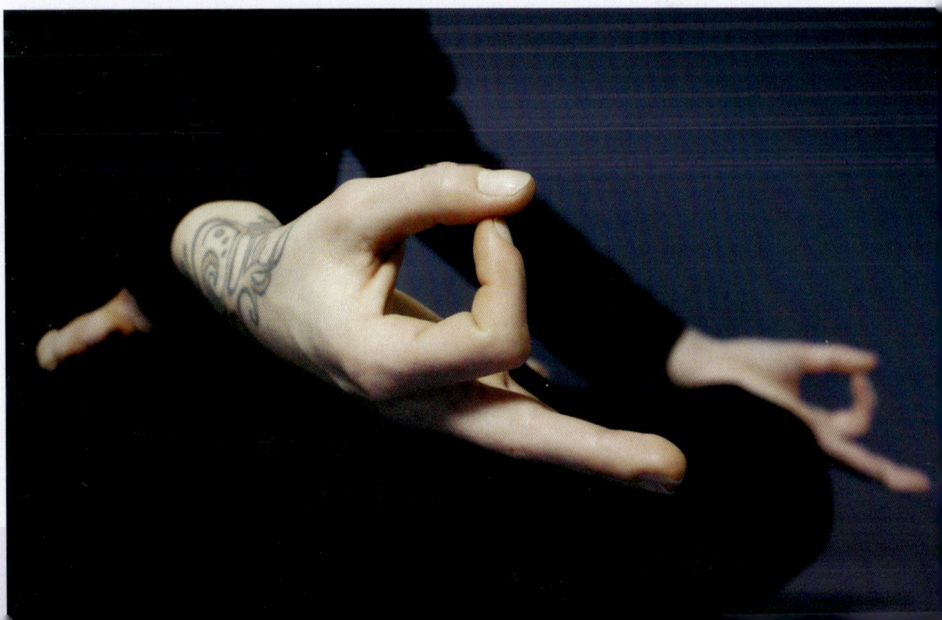

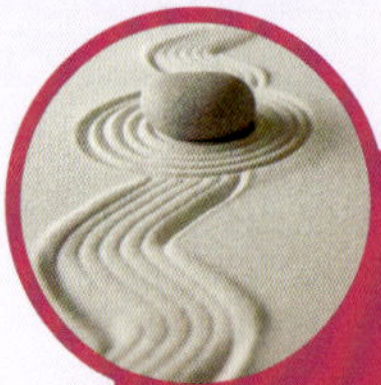

Mudras richtig ausführen

Achten Sie beim Ausführen einer Mudra darauf, dass der Druck nicht zu stark ist. Er sollte keine Spannung oder Schmerzen hervorrufen. Stellen Sie sich vor, dass Ihre Finger wie Magneten aneinanderhaften. Denken Sie daran, dass Sie während der Anwendung einer Mudra gleichmäßig und bewusst atmen.

Mudra zum Loslassen und Entspannen

Kleiner Finger bis Mittelfinger sind miteinander verschränkt, die beiden Zeigefingerspitzen liegen aneinander, die beiden Daumen sind übereinander gekreuzt und liegen auf. Während des Haltens der Mudra sollten Sie das Ausatmen bewusst vertiefen. Welcher Daumen oben liegt, ist egal. Die Mudra regt über die entsprechenden Reflexpunkte auch die Ausscheidung durch den Dickdarm an, denn der Dickdarm-Meridian verläuft in die Kuppen der Zeigefinger.

Mudra zur Förderung der Gesundheit

Diese Mudra dient der Förderung der allgemeinen Gesundheit und stärkt die Herz-Energie. Bringen Sie Daumen, Ring- und Kleinfinger einer oder beider Hände zusammen. Die übrigen Finger bleiben gestreckt. Halten Sie die Mudra dreimal täglich je 15 Minuten.

Mudra für Gedächtnis und Erinnerungsvermögen

Legen Sie alle Fingerspitzen beider Hände aneinander: Daumen auf Daumen, Zeigefinger auf Zeigefinger und so weiter. Ihre Hände bilden eine Art Dach. Drücken Sie nun die Fingerspitzen leicht gegeneinander. Es wurde festgestellt, dass diese Übung das Zusammenwirken von rechter und linker Hirnhälfte fördert. Diese Übung wird häufig auch ganz unbewusst ausgeführt, kann aber bewusst zur Unterstützung des Gedächtnisses eingesetzt werden.

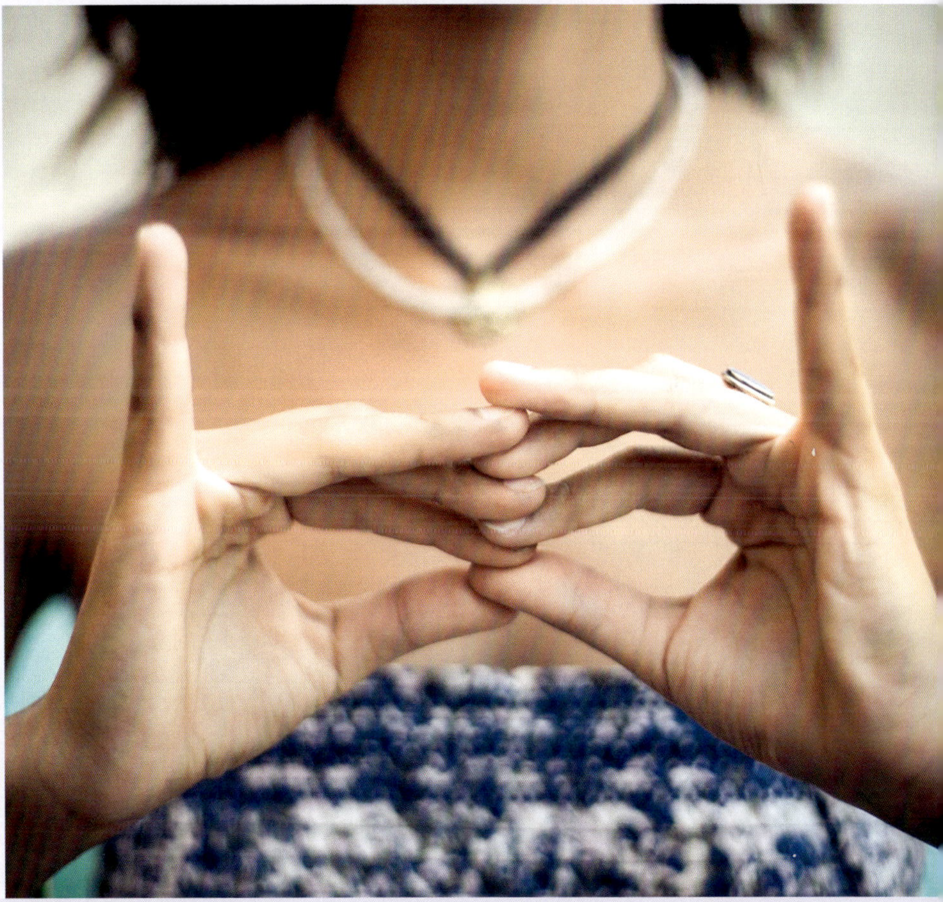

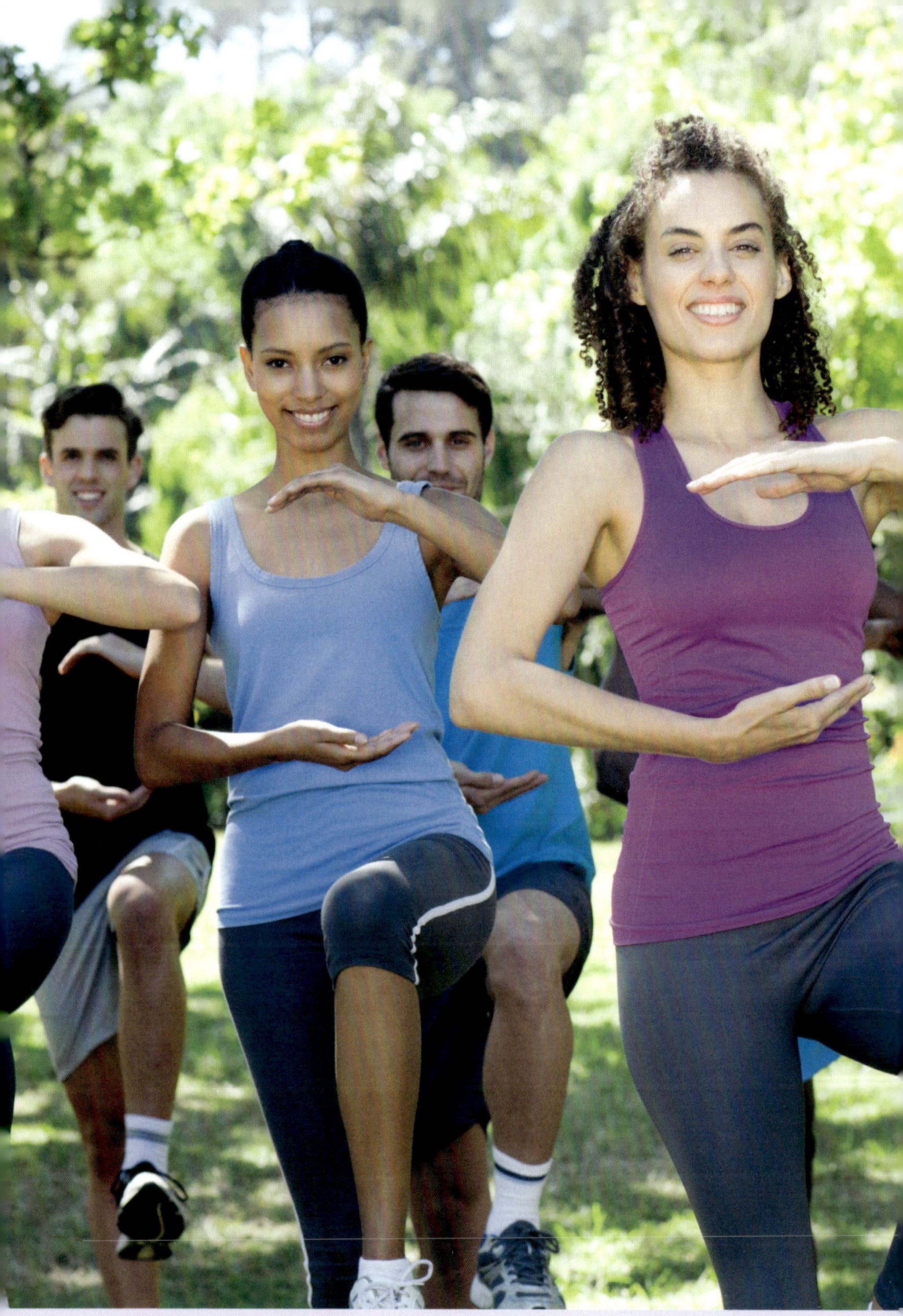

Tai-Chi-Übung

Tai-Chi-Übung: Rollender Ball aus Lebensenergie

Um die Wirkung von Tai Chi zu erfahren, sollten Sie folgende Übung ausprobieren:
Stehen Sie bequem mit lockeren Knien, die Beine sind hüftbreit gespreizt. Halten Sie den Rücken gerade und den Kopf aufrecht. Stellen Sie sich vor, Sie seien eine Marionette, die an gespannten Fäden hängt. Reiben Sie die Handflächen aneinander und umschließen Sie die entstehende Wärme mit den Händen. Dann formen Sie daraus allmählich einen kleinen, rotierenden Ball aus Lebensenergie. Wiegen Sie ihn sanft in den Händen und lassen Sie ihn langsam immer größer werden. Formen Sie die Lebensenergie, indem Sie in der Luft mit beiden Händen eine stetig größer werdende liegende Acht bilden. Spüren Sie, wie die Energie Sie vollständig umfließt. Beziehen Sie schrittweise Ellenbogen, Schultern, Brustkorb, Hüfte, Beine, Füße, Ihren ganzen Körper in die Bewegung mit ein. Federn Sie dabei leicht in den Knien, und drehen Sie sich ein wenig um die eigene Achse. Nehmen Sie die Lebensenergie ganz in sich auf. Lassen Sie die Bewegungen dann kleiner werden, bis Sie schließlich in Ihre Mitte zurückkehren. Wenn Sie diese Übung geduldig wiederholen, bekommen Sie allmählich ein Gespür für den Fluss der Lebensenergie und werden auch eventuelle Blockaden erkennen.

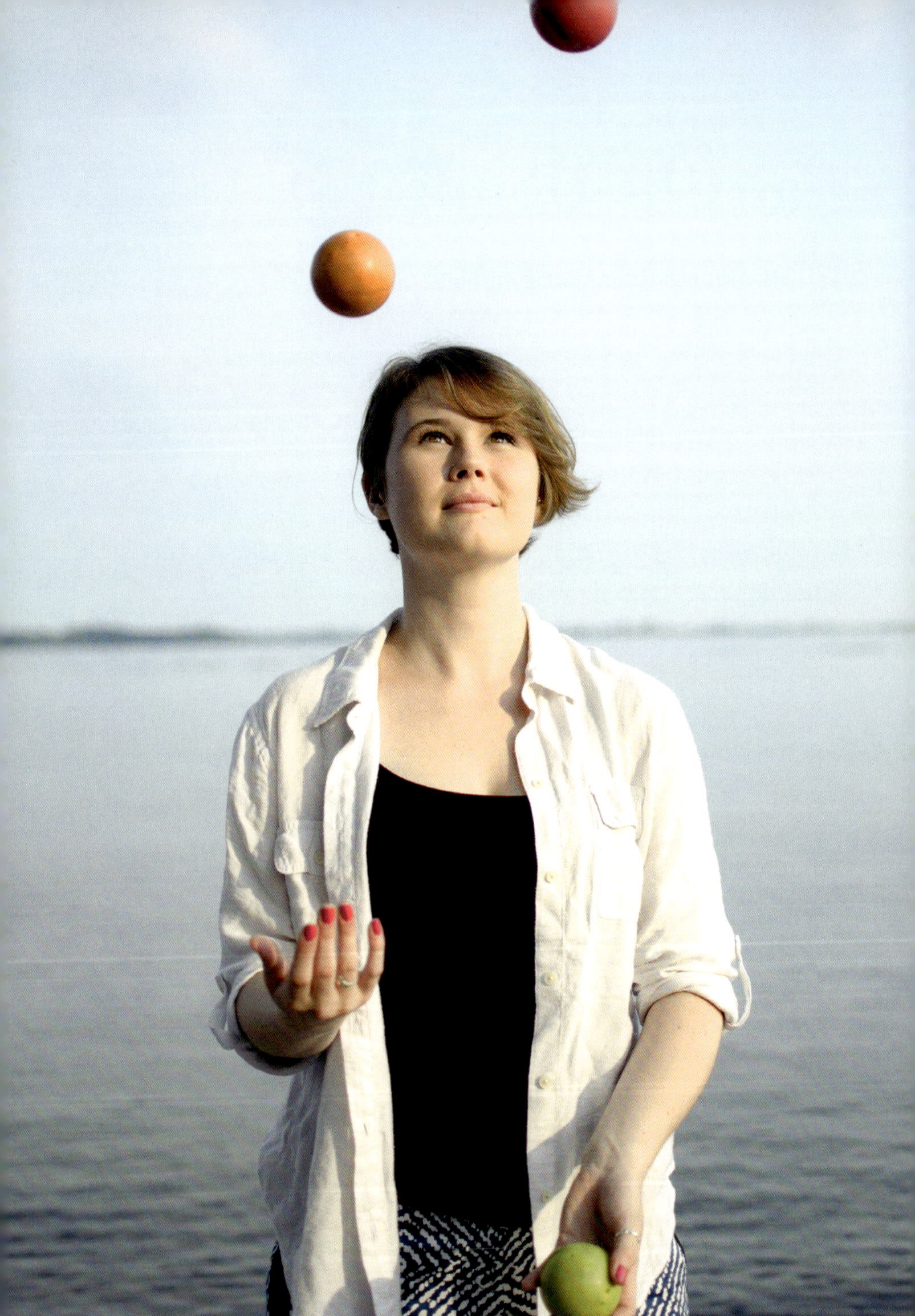

Jonglieren – eine Form der Meditation

Jonglieren vereint viele positive Effekte. Es ist eine körperlich und geistig entspannende Tätigkeit, die die natürliche Koordinationsfähigkeit fördert. Es wirkt sich ähnlich aus wie Meditation. Körper, Geist und Seele werden angesprochen und vereint. Während man jongliert, ist man ganz im „Jetzt“. Jonglieren begünstigt Geduld, Selbstbewusstsein und Kooperationsfähigkeit. Auch die positiven körperlichen Resultate sind beeindruckend: Augen-Hand-Koordination sowie Reflexe, Zeitgefühl, Rhythmus und Balance verbessern sich. Energie wird in kreativer Form freigesetzt, was inneren Frieden bringt. Zwar sind beim Jonglieren alle Sinne aufmerksam, aber sobald die Bälle im Fluge sind, geht es nicht mehr so sehr um den Verstand oder komplizierte Denkprozesse, sondern eher darum, das Muster, das die Bälle in der Luft beschreiben, zu erspüren und einen natürlichen Fluss zu erzielen. Mit der Fähigkeit zu jonglieren wächst auch die Fähigkeit, physische, geistige und emotionale Schwierigkeiten zu meistern. In dem Maße, in dem Sie geschickter, gelassener und ausgeglichener werden, scheint sich das Jongliermuster zu verlangsamen, Sie gewinnen Zeit. Sie haben ein Maß an Selbstkontrolle erreicht, das sich auf die nächste chaotische Situation in Ihrem Leben übertragen lässt. Wer jonglieren kann, kann Probleme mühelos wegjonglieren.

Jonglieren üben

Anfangs ist es sinnvoll, eine einfache Übung zu machen, damit Sie ein Gefühl für das Jonglieren entwickeln. Nehmen Sie in jede Hand einen Ball: Werfen Sie den Ball mit der rechten Hand hoch und fangen Sie ihn wieder. Mehrmals wiederholen. Werfen Sie dann den Ball mit der linken Hand hoch und fangen Sie ihn wieder. Mehrmals wiederholen. Werfen Sie dann beide Bälle gleichzeitig und parallel zueinander hoch und fangen Sie sie wieder. Mehrmals wiederholen. Die Bälle dürfen sich nicht kreuzen. Die Arme sind zunächst parallel zueinander. Dann werfen Sie die Bälle hoch und sobald die Bälle in der Luft sind, kreuzen Sie die Arme. Fangen Sie die Bälle mit gekreuzten Armen. Jetzt die Bälle mit gekreuzten Armen hochwerfen und sobald die Bälle in der Luft sind, die Arme wieder parallel nehmen und die Bälle in dieser Stellung fangen. Die Übung nun im ständigen Wechsel ohne Unterbrechung durchführen.

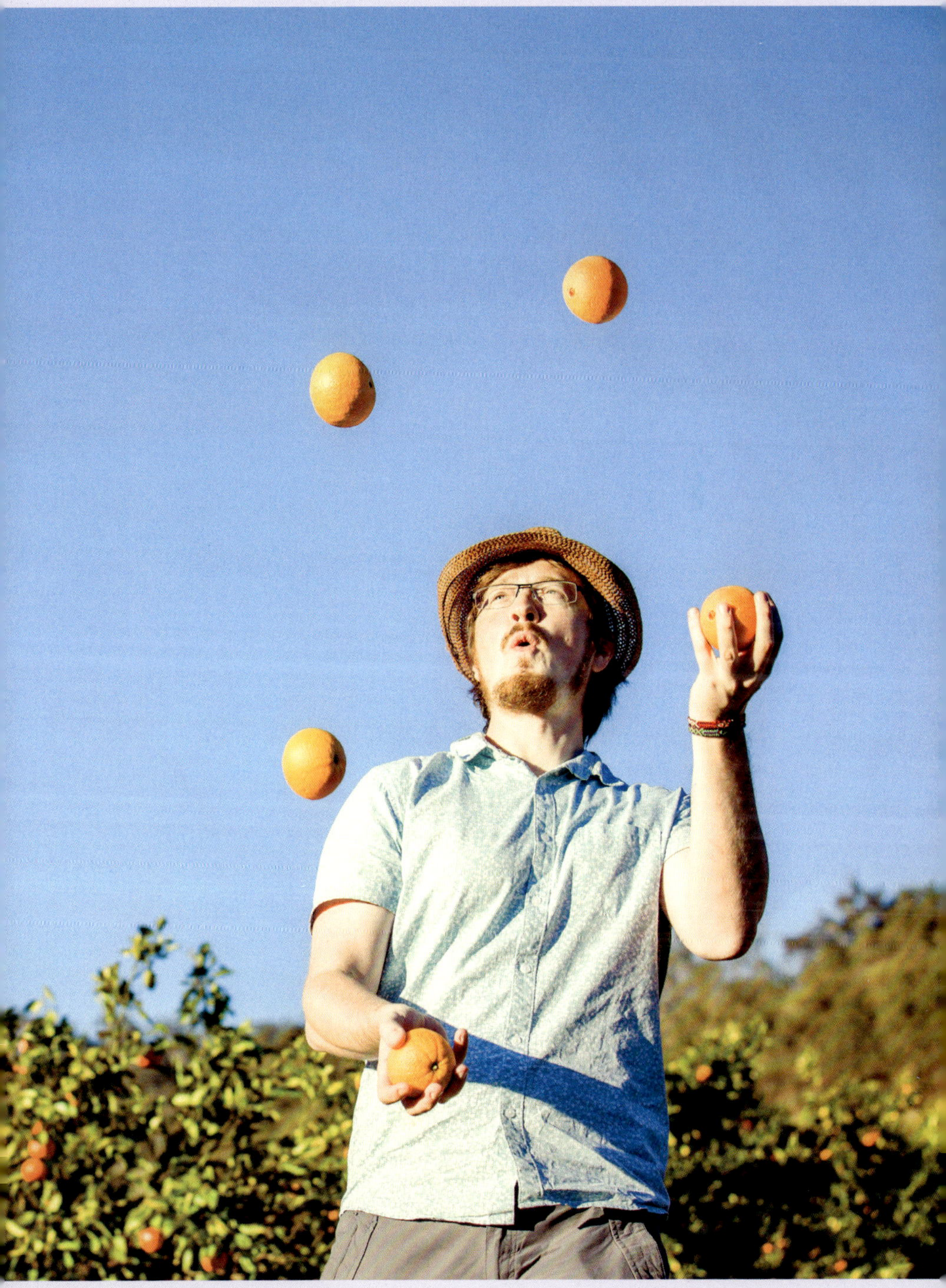

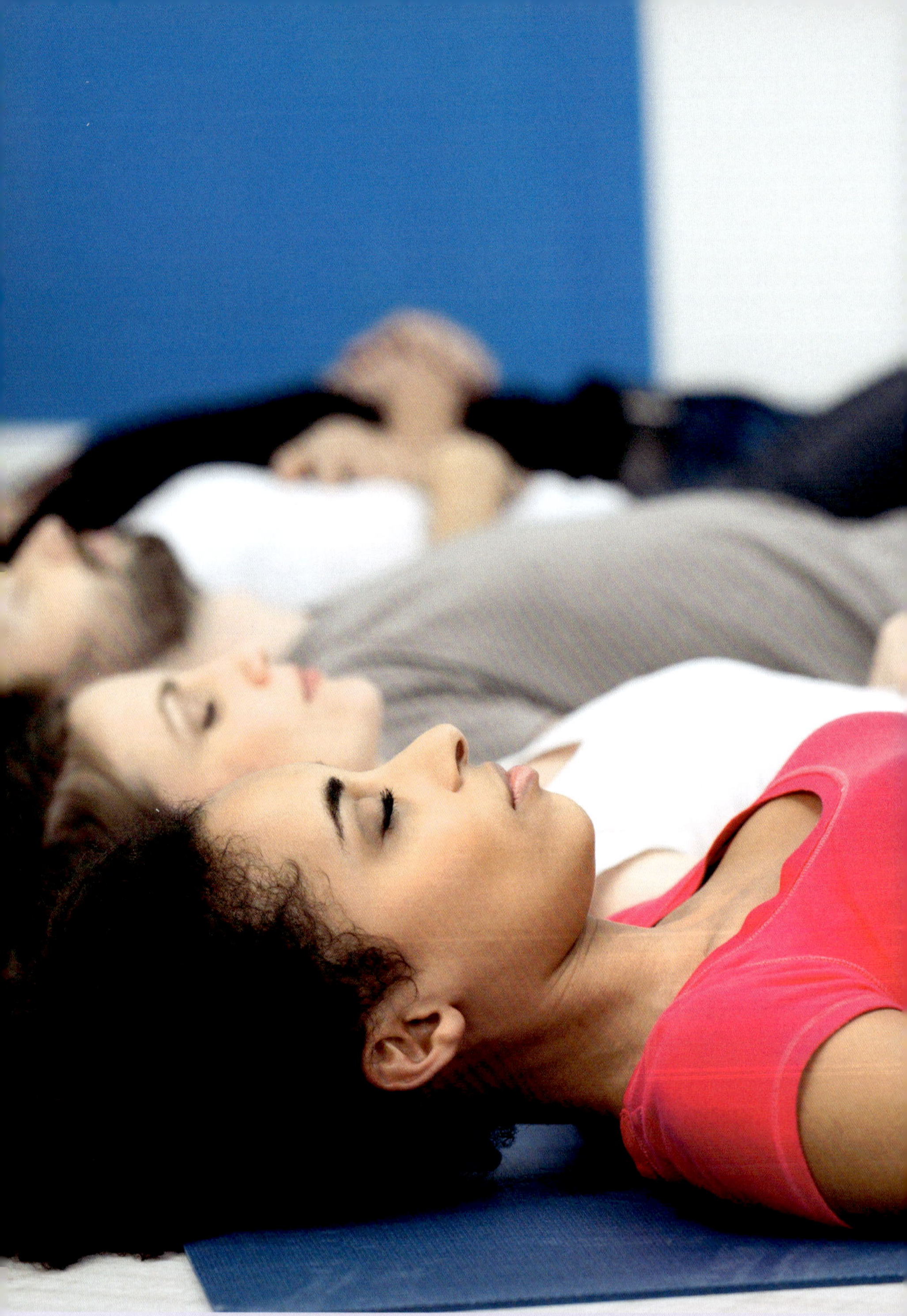

Atem-Übungen

Geraten Sie in eine Stresssituation, verändert sich auch Ihre Atmung. Sie ist nicht mehr langsam und tief, sondern schnell, unregelmäßig, flach und gepresst. Doch nur richtiges ruhiges Atmen wirkt entspannend und führt dem Körper Sauerstoff und Energie zu. Wenn es Ihnen gelingt, durch gezielte Übungen die Atmung zu normalisieren, ist der Stress schnell abgewehrt, die Regeneration setzt ein und das Wohlbefinden kehrt rasch zurück.

Richtig atmen im Schneidersitz

Setzen Sie sich bequem in den Schneidersitz, die Schultern sind entspannt, der Rücken gerade. Legen Sie sich ruhig eine Hand auf den Bauch, damit Sie spüren können, wie er an- und abschwillt. Atmen Sie nun ganz ruhig durch die Nase aus, warten dann einen Augenblick, bis Ihr Körper signalisiert, wieder einatmen zu wollen. Dann atmen Sie ein. Warten Sie nicht zu lange, damit Sie nicht hektisch einatmen, sondern ruhig. Atmen Sie durch Mund und Nase ganz bewusst tief in den Bauch ein. Auf dem Höhepunkt der Einatmung atmen Sie sofort wieder aus. Sie sollten spüren, wie sich der Brustkorb hebt und senkt. Schließen Sie ruhig die Augen, um sich noch bewusster aufs Atmen konzentrieren zu können. Stellen Sie sich beim Ein- und Ausatmen einen schönen Tag am Meer vor. Sie beobachten die Wellen und atmen mit dem Rhythmus der Wellen ein und aus. Mit jeder Welle, die kommt, atmen Sie ein. Und mit jeder Welle, die zurückfließt, aus. Ein solches Bild hilft Ihnen, einen gleichmäßigen, ruhigen Rhythmus zu finden.

Richtig Atmen im Liegen

Legen Sie sich mit dem Rücken auf den Teppich. Unter den Nacken legen Sie ein kleines Kissen, um Wirbelsäule und Brustkorb zu entspannen. Jetzt atmen Sie gleichmäßig ein und aus wie oben beschrieben. Legen Sie dabei die Hände auf den Bauch. In dieser Position können Sie noch besser merken, wie sich Ihr Oberbauch hebt und senkt. Hier sitzt Ihr Zwerchfell. Machen Sie 20 Atemzüge. Wiederholen Sie die Übung zwei- bis dreimal am Tag. Sie werden überrascht sein, wie viel Ruhe und Kraft Sie auf diese Weise in nur maximal fünf Minuten tanken können. Sie fühlen sich erfrischt, völlig ruhig und entspannt.

Atemübungen zur Sofort-Entspannung

Kurzfristig helfen Ihnen bei der Stressbewältigung Bauchatmungen. Begeben Sie sich dazu in die Rückenlage und legen Sie die Hände locker auf den Bauch. Atmen Sie nun langsam und tief durch die Nase ein und spüren Sie, wie die Bauchdecke sich unter Ihren Händen wölbt – und wieder senkt, wenn Sie ganz langsam durch den Mund ausatmen. Üben Sie die Bauchatmung möglichst ein- bis zweimal täglich in der Rückenlage. Nach einiger Zeit erreichen Sie diesen Zustand der Entspannung auch, wenn Sie die Atemübung im Stehen machen. Und wenn es einmal ganz schnell gehen soll: Augen schließen, tief durchatmen, an Ihren liebsten Menschen denken und lächeln. Sie können gar nicht anders, als sich dabei wohlzufühlen.

Richtig Atmen im Stehen

Stellen Sie breitbeinig hin, die Fußspitzen zeigen nach vorn. Gehen Sie leicht in die Knie. Heben Sie beim langsamen Einatmen die Arme. Senken Sie die Arme beim Ausatmen langsam wieder ab.

Atemübung fürs Büro

Setzen Sie sich breitbeinig auf den vorderen Teil eines Stuhls, die Ellenbogen stützen Sie auf die Oberschenkel. Neigen Sie den Oberkörper nach vorn und lassen Sie den Kopf locker nach unten baumeln. Atmen Sie nun gleichmäßig und ruhig ein und aus.

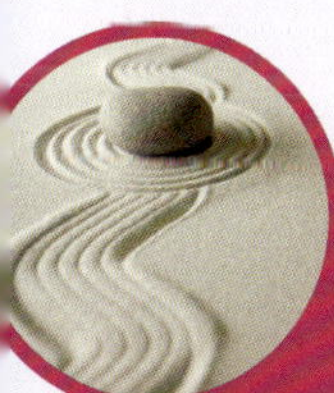

Atmen gegen den Stress

Machen Sie diese Atemübungen ruhig einmal genau dann, wenn Sie sich besonders gestresst fühlen. Wer gleichmäßig und ruhig in sich hinein atmet, findet zu seiner Mitte, zu seinem ganz persönlichen Rhythmus und wird wieder ganz ruhig. Wenn Sie wieder in sich ruhen und in Ihrem Takt sind, fällt der Stress wie von selbst von Ihnen ab. Probieren Sie es aus!

Schulung des Atembewusstseins und Vollatmung

Legen Sie sich bequem auf den Boden und schließen Sie die Augen. Legen Sie eine Hand auf die Brust und die andere in Höhe der Taille auf den Bauch. Spüren Sie, wie Sie atmen, ohne dabei die Atmung bewusst zu verändern. Fühlen Sie, ob Sie mehr im Bauch, im Brustraum oder im Schlüsselbeinbereich atmen. Ihr Atem soll ruhiger und tiefer werden. Versuchen Sie nach einer Weile, die Luft durch die Nase einzuatmen und nacheinander ohne Zwang in Bauch, Brustraum und Schlüsselbeinbereich strömen zu lassen. Lassen Sie die Luft beim Ausatmen in umgekehrter Reihenfolge durch den Mund ausströmen.

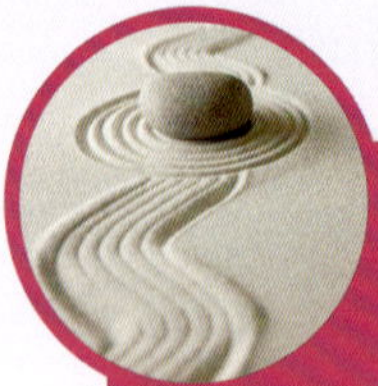

Atemlenkung

Bei der Atemlenkung gilt dabei das Gleiche wie bei der Lenkung der Gedanken: Wer sich zu sehr versteift, wird verkrampft. Der Atem soll zwar gezielt, dabei aber ungezwungen fließen können; er soll dorthin gelangen, wo Sie ihn hinsteuern wollen – selbst in jeden noch so kleinen Winkel des Körpers. Üben Sie die Technik des Atmens auch im Alltag. Egal, ob Sie an der Kasse warten oder gerade mit dem Hund spazieren gehen: Versuchen Sie bewusst, Ihren Atem in eine bestimmte Region Ihres Körpers zu lenken. Kleiner Tipp: Vielen fällt die Atemlenkung leichter, wenn sie die flache Hand auf die Stelle legen, zu der der Atem gelenkt werden soll.

Große Atemübung

Stehen Sie entspannt mit hüftbreit gespreizten Beinen. Drücken Sie die Knie nicht durch, lassen Sie sie locker und durchlässig. Fühlen Sie ganz deutlich in jedem Fußballen, wie Ihre Füße den Boden berühren. Lassen Sie die Schultern locker. Halten Sie den Kopf gerade. Oft ist er tatsächlich erst dann gerade, wenn man das Gefühl hat, er sei leicht zur Brust geneigt – achten Sie darauf. Versuchen Sie,

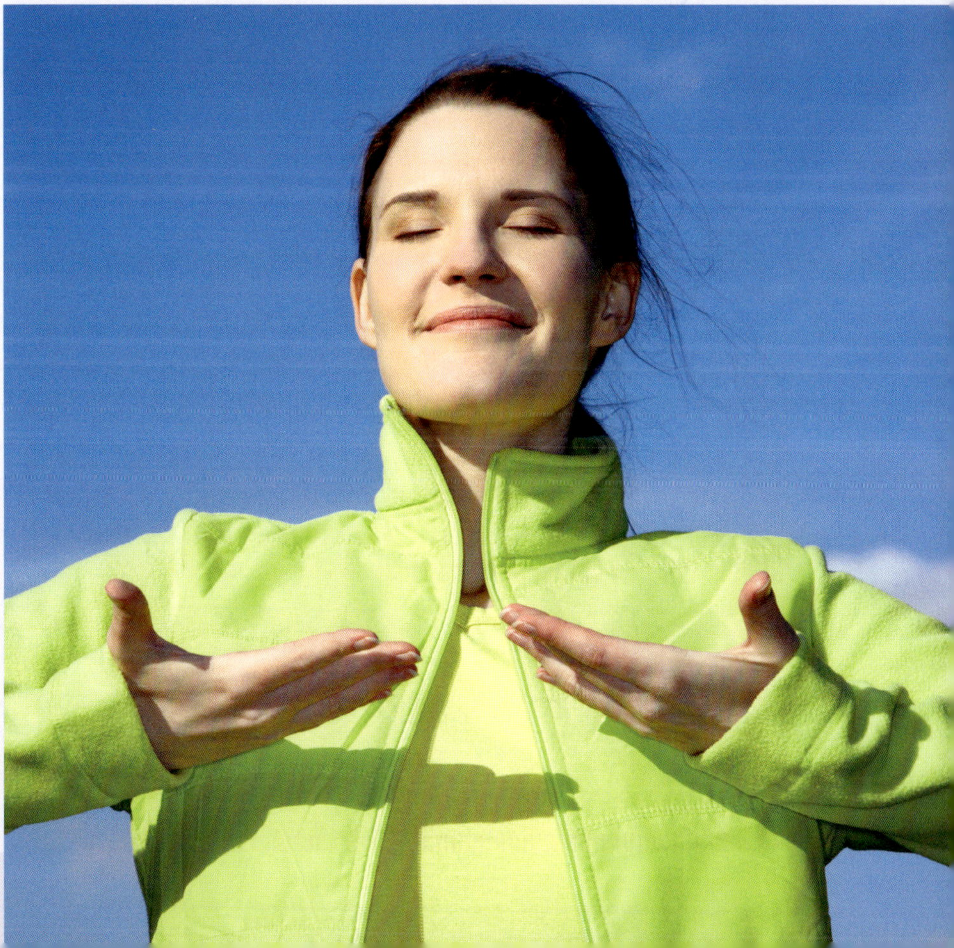

den Raum über Ihrem Kopf auf Ihrer Gefühlsebene wahrzunehmen: Sie stehen mit den Füßen auf der Erde und tragen den Kopf im Himmel. Drehen Sie nun die Handflächen nach außen und heben Sie beide Arme langsam nach oben, bis sie sich über dem Kopf berühren. Dabei atmen Sie ruhig ein und vergegenwärtigen sich, wie Sie dadurch frischen Sauerstoff aufnehmen. Atmen Sie mit einem hörbaren Hauchen – „hoooooooohh" – durch den Mund aus. Wenden Sie dabei die Hände und führen Sie sie wieder nach unten. Stellen Sie sich vor, wie Sie Kohlendioxyd abgeben. Finden Sie Ihren eigenen Atemrhythmus. Vielleicht können Sie bei der Übung nachvollziehen, wie Sie durch die Bewegung ein Dreieck bilden, dessen Basis auf dem Boden steht und dessen Spitze sich über Ihrem Kopf befindet.

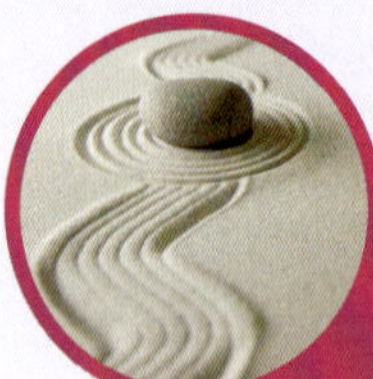

Der Atem – Spiegel der Seele

Atemprobleme wirken sich auf unser gesamtes vegetatives Nervensystem und auf unsere psychische Verfassung negativ aus. Testen Sie einmal bewusst das Gefühl, wenn Sie vor Schreck den Atem anhalten oder im Gegenteil erleichtert tief durchatmen. Bewusstes Atmen hingegen entspannt den Körper und beruhigt den Geist. Sie müssen nicht unbedingt gezielte Atemübungen machen, um das zu erleben. Auch Singen tut der Psyche gut und hilft Stress abzubauen.
Es gibt zahlreiche Atemtechniken und Atemschulen, die sich mit den positiven Einflüssen des Atmens auf Körper und Geist befassen. Wer eine solche Technik erlernen möchte, sollte sich am besten an einen geschulten Atemlehrer wenden.

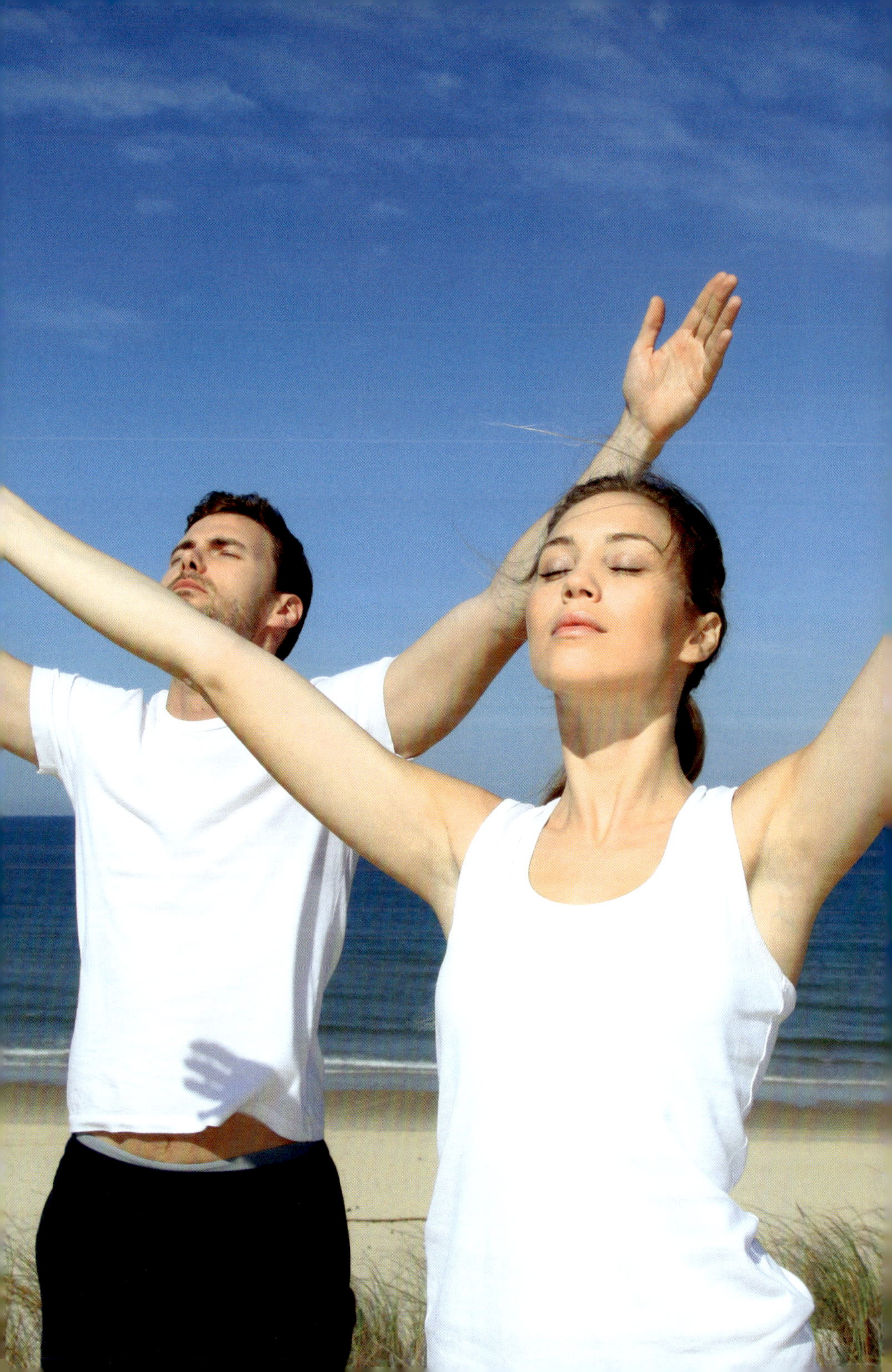

Atemübungen aus dem Yoga

Probieren Sie auch folgende Atemübungen aus dem Yoga aus. Jede davon hat dabei ihre ganz spezifische Wirkung.

Reinigungsatmung (Kapalabhati)

Die Reinigungsatmung befreit die Atemwege, hilft bei Erkältungen und sorgt für einen klaren Kopf. Setzen Sie sich mit aufrechtem Rücken in den Fersensitz oder auf einen Stuhl. Atmen Sie eine Sekunde lang tief ein und holen Sie dabei so viel Luft wie möglich. Der Bauch dehnt sich dabei aus. Ziehen Sie nach einer Sekunde den Bauch so stark und schnell ein, dass die Luft durch die Nasenlöcher ausgestoßen wird. Ein- und Ausatmen folgen schnell aufeinander, die ganze Übung dauert nicht länger als 1,5 Sekunden. Machen Sie zehn Durchläufe.

Wechselseitige Nasenatmung (Surya Bhedana)

Diese Art der Atmung hilft bei Schlaflosigkeit, Kopfschmerzen, Angst und Depressionen. Setzen Sie sich aufrecht hin. Heben Sie die rechte Hand und verschließen Sie mit dem Ringfinger das linke Nasenloch. Atmen Sie tief durch das rechte Nasenloch ein. Verschließen Sie mit dem Daumen das rechte Nasenloch und halten Sie den Atem an. Öffnen Sie nun das linke Nasenloch und atmen Sie so lange aus, bis die Lunge leer ist. Holen Sie dann durch das linke Nasenloch wieder Luft, verschließen Sie das Nasenloch mit dem

Ringfinger, halten Sie den Atem an und atmen Sie durch das rechte Nasenloch wieder aus.

Variante: Das dritte Auge

Bei dieser Übung wird ebenfalls abwechselnd durch ein Nasenloch geatmet. Ihr Mittelfinger liegt locker auf dem „Dritten Auge“, also etwas oberhalb zwischen den Augenbrauen. Der Daumen hält nun das rechte Nasenloch zu, während Sie durch das linke einatmen. Während des Ausatmens durch das rechte Nasenloch hält der Ringfinger das linke Nasenloch zu. So atmen Sie etwa fünfmal im Wechsel ein und aus. Dann durch das rechte Nasenloch einatmen und durch das linke ausatmen. Während der ganzen Zeit bleibt der Mittelfinger auf dem Dritten Auge. Diese Atemtechnik kann bei empfindsamen Menschen dazu führen, sich hinterher wie „high“ zu fühlen. Diese Empfindung lässt aber nach kurzer Zeit ganz von selbst wieder nach.

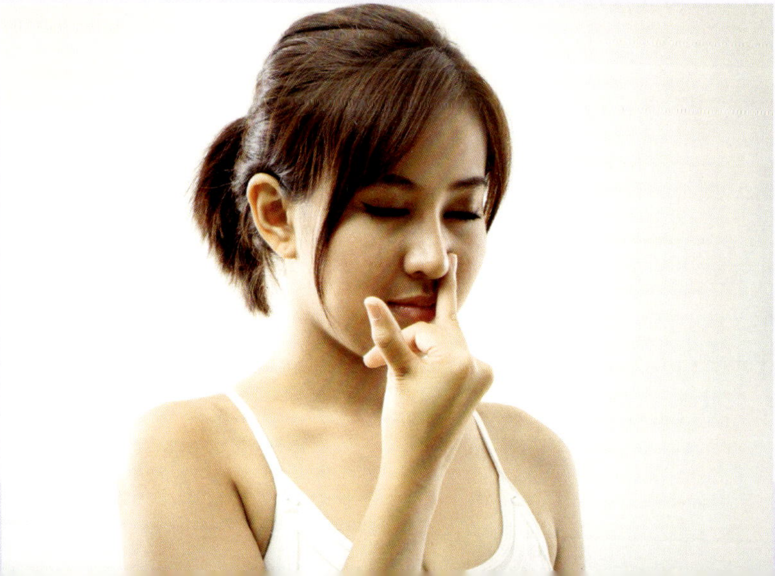

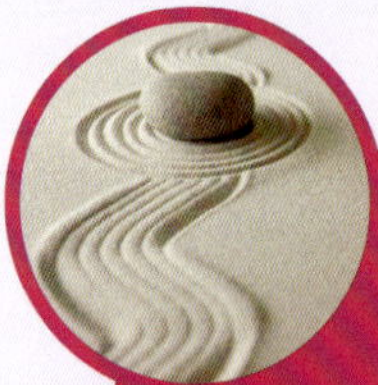

Info

Das wechselseitige Atmen (Polaritätsatmen) ist hervorragend geeignet, um bei Tätigkeiten, bei denen man zu Fehlern neigt, eine Korrektur der Denkleistung und Konzentrationssteigerung zu erzeugen. Es aktiviert beide Hirnhälften und fördert ihre Koordination. Es ist sehr leicht anwendbar und fördert die Konzentration auf das Hier und Jetzt –eine häufig angewendete Methode der Yogis, um wieder zur Mitte zu finden.

Tiefenatmung (Sama Ortti Pranayama)

Die Tiefenatmung verleiht neue Energie und hilft zudem bei depressiven Verstimmungen. Um die Tiefenatmung zu üben, setzen Sie sich am besten mit geradem Rücken auf einen Stuhl oder in den Fersensitz. Atmen Sie langsam, tief und ganz bewusst durch die Nase ein. Füllen Sie zuerst fünf Sekunden lang die untere Lungenhälfte mit Luft, wobei Sie die Rippen und den Bauch nach vorne wölben. Füllen Sie nun weitere fünf Sekunden den oberen Teil der Lungen und spüren Sie, wie sich die Brust ausdehnt. Halten Sie dann den Atem an und atmen Sie langsam aus, bis die Lungen vollkommen leer sind. Fünfmal wiederholen.

Kühlende Atmung (Sitali)

Die kühlende Atmung wirkt erfrischend und wird deshalb besonders bei Fieber empfohlen. Sie kann vorbeugend gegen Atembeschwerden angewendet werden, zügelt den Appetit und fördert die Verdauung. Zur Ausführung setzen Sie sich mit geradem Rücken in den Fersensitz oder auf einen Stuhl. Strecken Sie die Zunge bis an die Lippen heraus und formen Sie mit ihr ein „U". Atmen Sie nun durch die „U"-förmig geformte Zungenrinne ein. Halten Sie den Atem fünf Sekunden an und atmen Sie anschließend durch die Nase wieder aus.

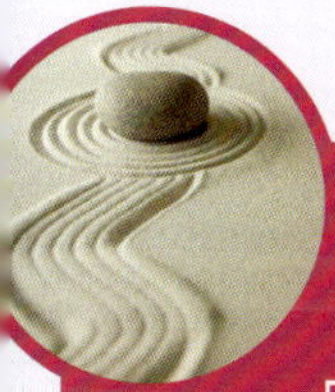

Nasenreinigung

In alten Yoga-Lehren gilt der Atem als Träger der Lebensenergie. Das bewusste und richtige Atmen ist daher im Yoga ein zentrales Instrument. Die sogenannte Nasenreinigung dient der Vorbereitung auf die einzelnen Übungen. Die schädlichen Stoffe im Organismus werden dabei ausgeleitet, wodurch sich die Gesundheit verbessert.

Zur Reinigung können Sie ein kleines Kännchen oder eine Nasendusche verwenden. Füllen Sie lauwarmes Wasser hinein und gießen Sie es bei leicht geöffnetem Gaumen in das linke Nasenloch. Das Wasser durchfließt die Nase und kommt aus dem anderen Nasenloch wieder heraus. Wechseln Sie anschließend die Seite.

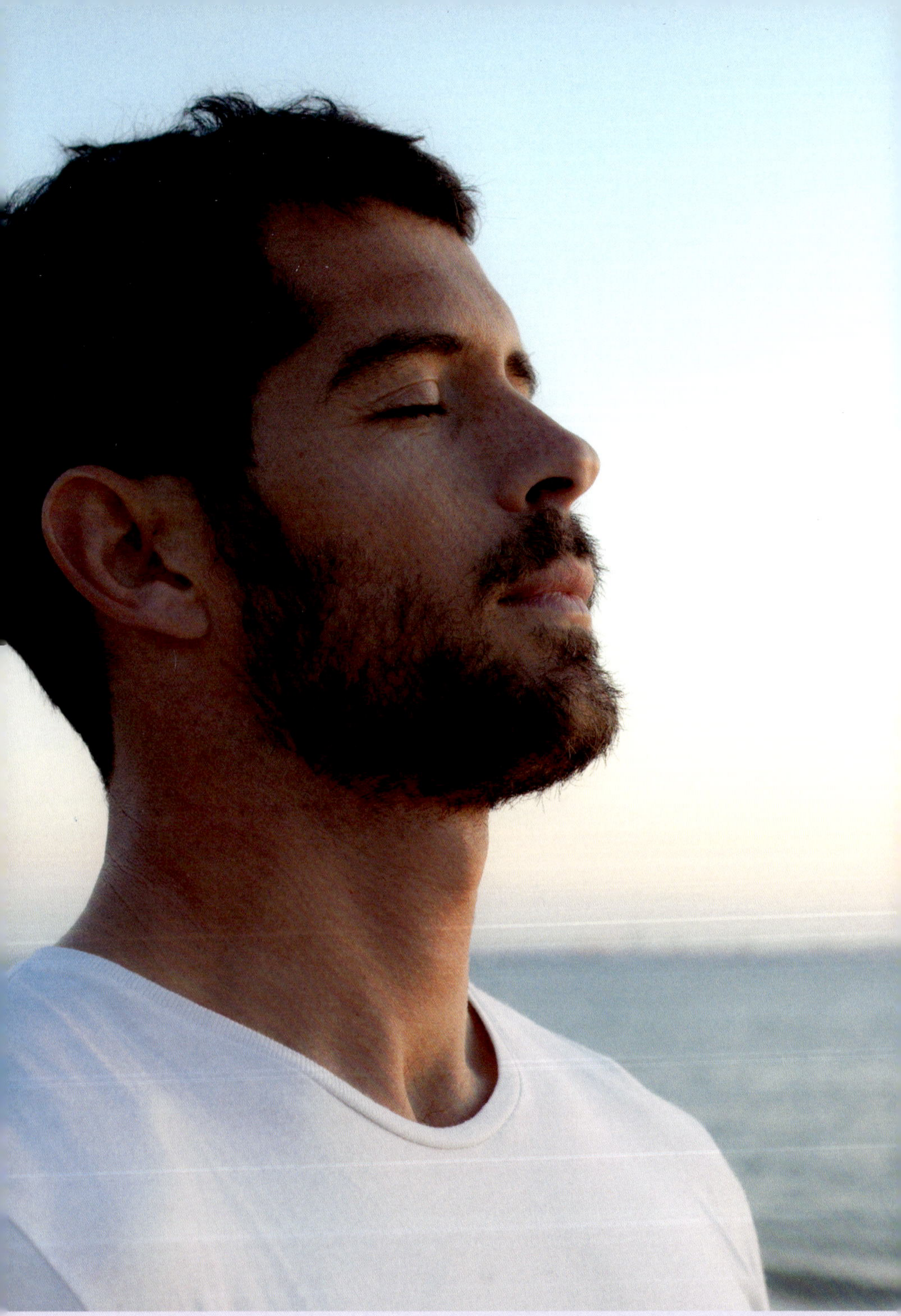

Atemmeditation

Die Atmung eignet sich auch zum Meditieren. Hier geht es weniger um die Technik als vielmehr um das Bewusstsein und die Wahrnehmung. Probieren Sie's aus!

Atemmeditation üben

Eine einfache Atemübung aus dem Buddhismus kann Ihnen helfen, Ruhe und Gelassenheit zu finden. Nehmen Sie eine bequeme Sitzhaltung ein, die Sie 15 Minuten beibehalten können. Atmen Sie einige Male tief durch und atmen Sie langsam aus. Ohne zu versuchen, Ihren Atem in irgendeiner Weise zu kontrollieren, lassen Sie es zu, dass er seine eigene natürliche Tiefe und seinen Rhythmus findet. Atmen Sie immer durch Ihre Nase. Beobachten Sie Ihren Atem, und richten Sie Ihre Aufmerksamkeit entweder auf die Empfindung in Ihren Nasenlöchern, die mit dem Kommen und Gehen Ihres Atems verbunden sind, oder auf das Heben und Senken Ihres Bauches. Richten Sie Ihre volle Aufmerksamkeit auf das Kommen und Gehen Ihres Atems. Probieren Sie, alle anderen Wahrnehmungen auszublenden. Wenn Sie erkennen, dass Ihr Kopf abgeschweift ist und Sie gedanklich wieder im Alltag stecken, bringen Sie Ihren Geist sanft, aber fest zu Ihrem Atem zurück. Sie können auch versuchen, Ihre Atemzüge zu zählen. Wenn Sie diese Übung wiederholt durchführen, werden Sie feststellen, dass sich Ihr Geist schneller beruhigt, und dass Sie auch in anderen Bereichen Ihres Lebens gegenwärtiger und konzentrierter sind.

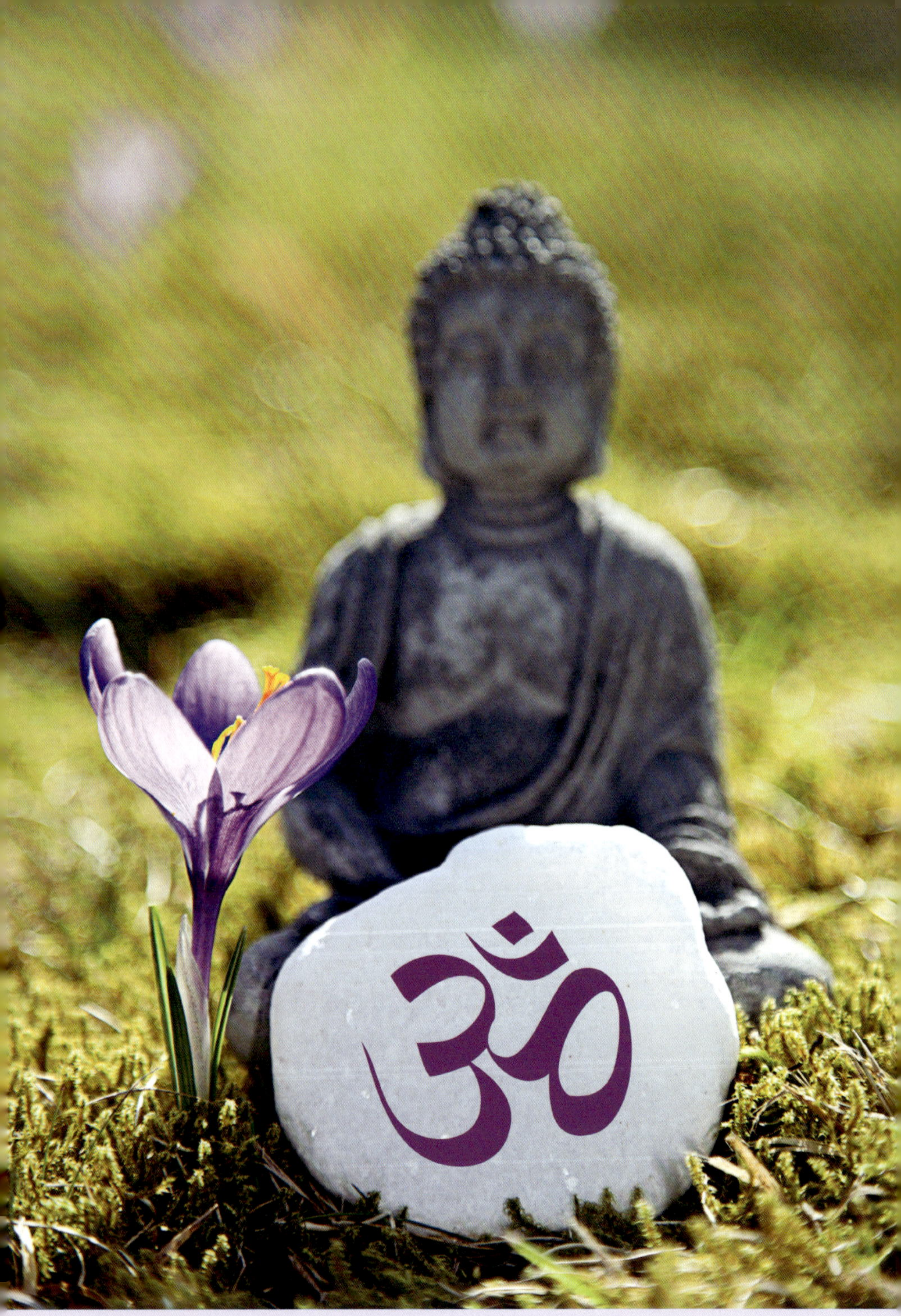

Meditieren mit einem Mantra

Auch mit einem Mantra können Sie gut meditieren. Praktizieren Sie dazu die folgende Technik ein- oder zweimal am Tag, jedoch nicht innerhalb von zwei Stunden nach dem Essen.

Schritt 1:

Setzen Sie sich in bequemer Haltung entspannt auf den Boden. Das kann im Schneidersitz, Fersensitz oder Lotussitz sein.

Schritt 2:

Suchen Sie sich ein Wort oder eine kurze Phrase, die in Ihrem persönlichen Glaubenssystem verankert ist wie z. B. „Halleluja“ oder „Shalom“ oder einfach ein neutrales Wort wie „Liebe“ oder „Friede“. In diesem Beispiel ist es das Wort „eins“.

Schritt 3:

Schließen Sie die Augen. Entspannen Sie alle Muskeln, bei den Füßen beginnend bis hin zum Gesicht. Bleiben Sie entspannt.

Schritt 4

Atmen Sie langsam durch die Nase. Werden Sie sich Ihres Atems bewusst. Wenn Sie ausatmen, sagen Sie ruhig zu sich selbst: „eins". Einatmen, ausatmen, „eins" usw. Atmen Sie leicht und natürlich. Wenn während der Übung ablenkende Gedanken auftauchen, versuchen Sie, sich nicht auf diese Gedanken zu konzentrieren, sondern Sie vorbeiziehen zu lassen. Wiederholen Sie stattdessen „eins".

Schritt 5:

Wiederholen Sie die Übung 5–10 Minuten. Sie können die Augen kurz öffnen, um die Zeit zu überprüfen, aber benutzen Sie auf keinen Fall einen Wecker. Bleiben Sie nach Be-

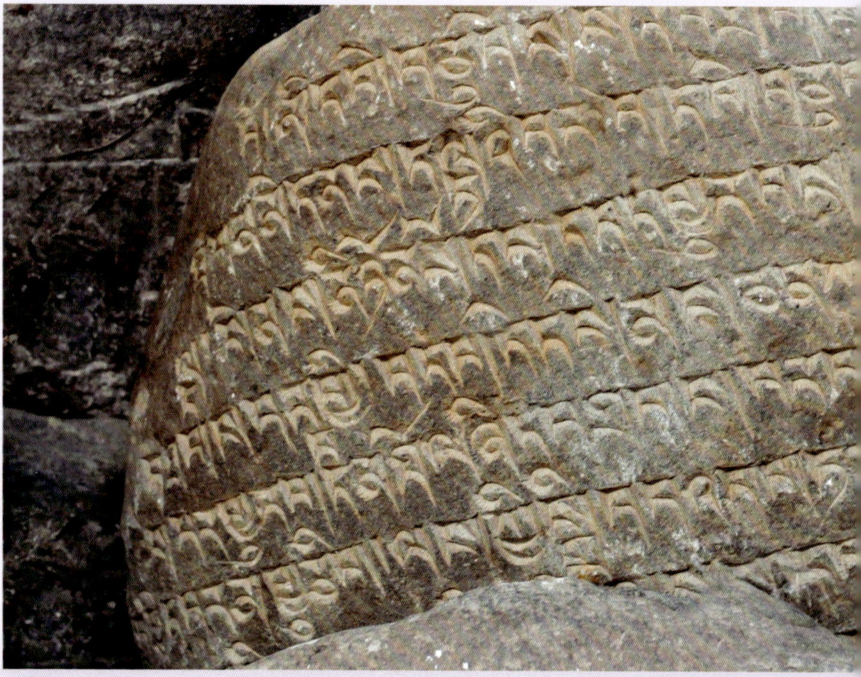

endigung der Übung einige Minuten ruhig sitzen – zuerst mit geschlossenen Augen. Dann öffnen Sie die Augen und stehen langsam auf, fahren dann mit einer anderen Übung fort oder widmen sich wieder Ihrem Tagwerk.

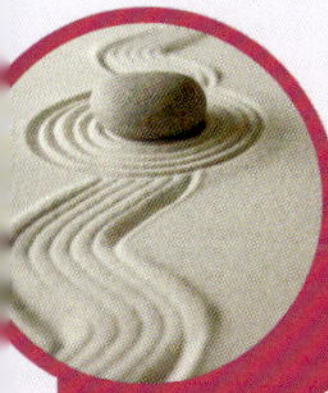

Info

Machen Sie sich keine Gedanken darüber, ob Sie ein tiefes Maß an Entspannung erreicht haben oder darüber, wie gut die Übung geklappt hat. Behalten Sie eine passive Haltung bei. Ablenkende Gedanken, innere Bilder oder Gefühle bedeuten nicht, dass Sie die Technik nicht korrekt ausführen. Sie sind zu erwarten. Mit etwas Übung wird nach kurzer Zeit die Entspannungserwiderung eintreten.

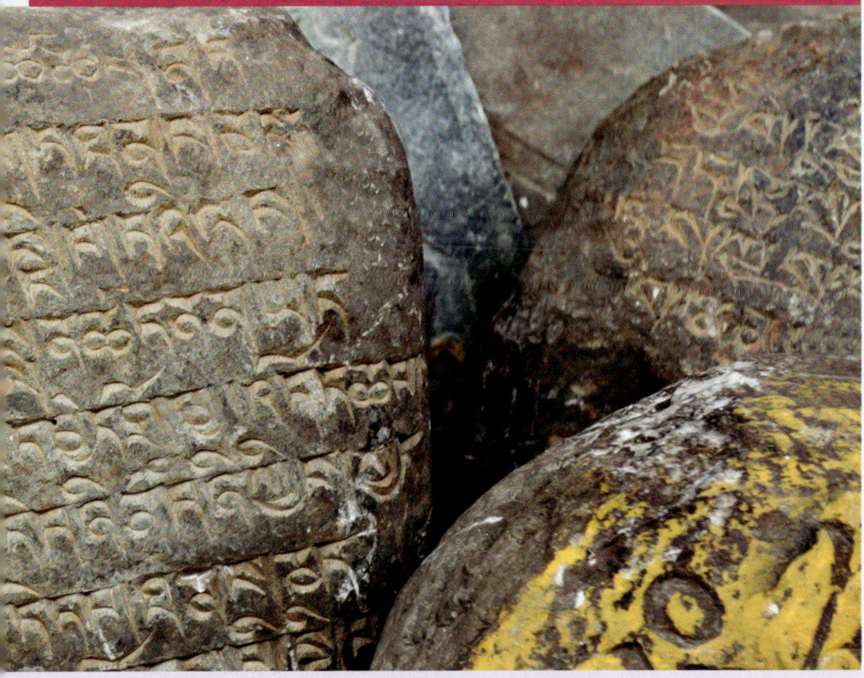

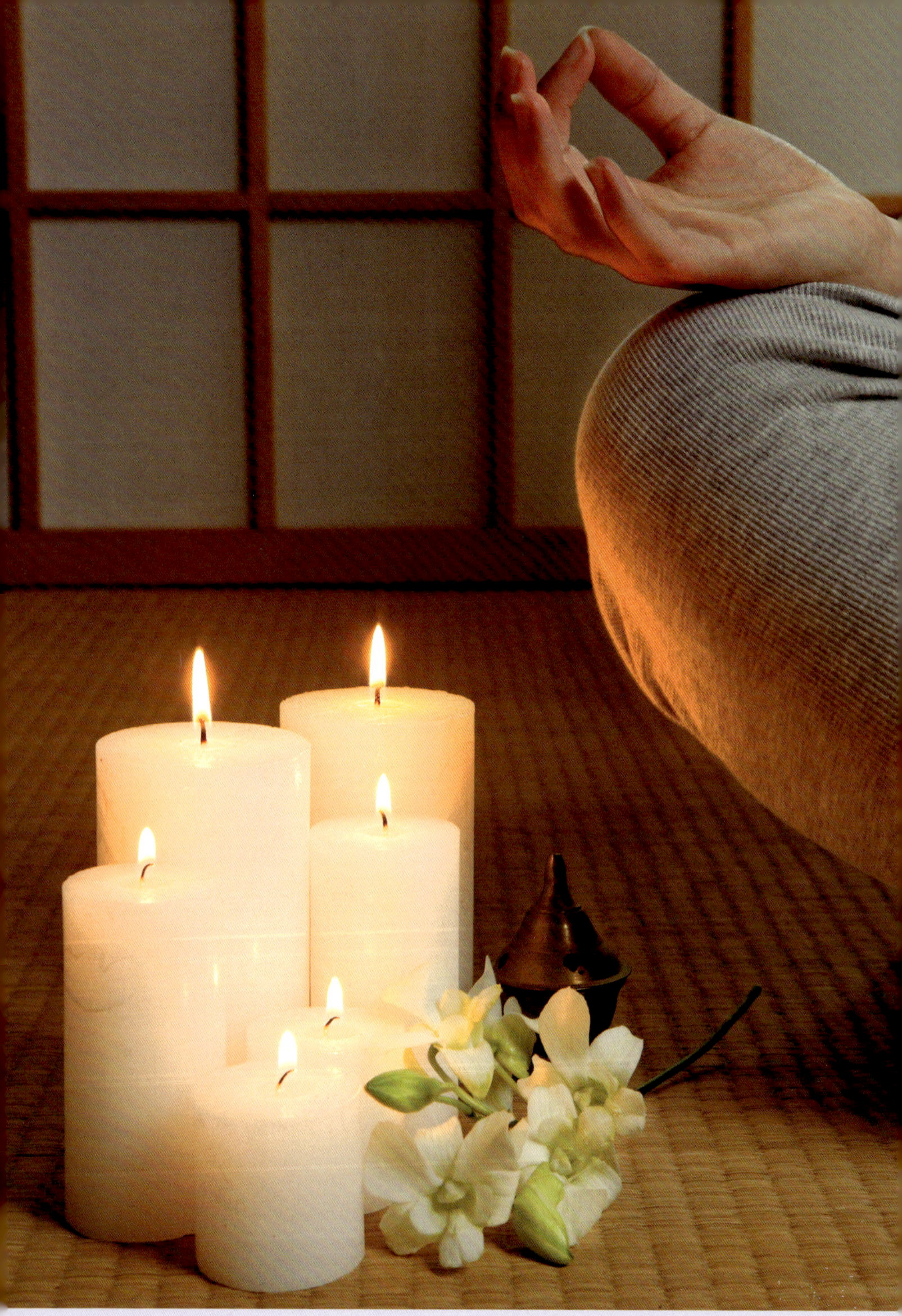

Fixieren eines Objekts

Sie können auch einmal mithilfe eines Objekts meditieren. Die Kerzen-Meditation reinigt die Augen und fördert die Konzentrationsfähigkeit. Regelmäßig angewendet, kann sie sich positiv auf die Sehschärfe auswirken.

Kerzen-Meditation

Suchen Sie sich dazu einen bequemen Platz in einer ruhigen Umgebung. Stellen Sie in einem halben Meter Entfernung von Ihrem Meditationsplatz eine Kerze auf und zünden Sie sie an. Setzen Sie sich dann bequem und aufrecht hin. Sie können den Fersen- oder Schneidersitz einnehmen oder einfach auf einem Stuhl sitzen. Fixieren Sie mit Ihren Augen die Flammen. Atmen Sie die ganze Zeit ruhig und tief. Summen Sie leise beim Ausatmen und versuchen Sie, sich vollständig auf die Flamme und Ihr Summen zu konzentrieren. Schauen Sie auf die Kerzenflamme, ohne zu blinzeln, bis Ihre Augen anfangen zu tränen. Blicken Sie noch eine weitere Minute auf die Flamme. Schließen Sie anschließend die Augen und entspannen Sie sie.

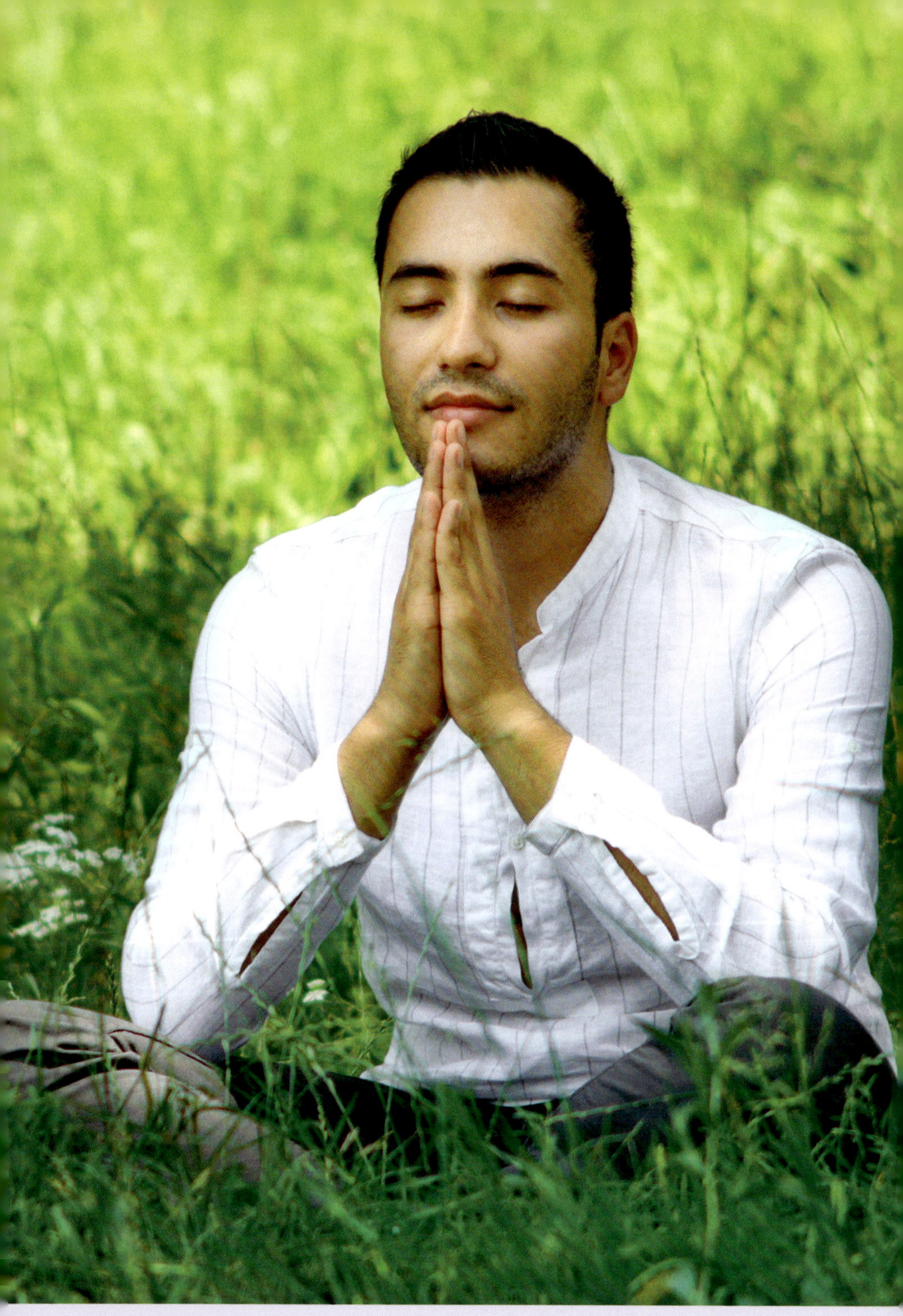

Visualisierung

Diese einfachen Entspannungstechniken mit Sofortwirkung arbeiten mit Bildern und Vorstellungen, die Sie vor Ihrem geistigen Auge ablaufen lassen – Bilder, die entspannen und beruhigen und Körper und Seele wieder in Einklang bringen. Gönnen Sie sich und Ihrer Seele häufiger eine Auszeit, um nicht das Gleichgewicht und damit Ihre Vitalität zu verlieren.

Fantasiereisen

Nutzen Sie Ihre Vorstellungskraft und reisen Sie in der Fantasie an einen Ort Ihrer Träume. Alles, was Sie dazu benötigen, ist ein ruhiger, gemütlicher Platz, an dem Sie ungestört sind, und zehn bis 20 Minuten Zeit. Machen Sie es sich bequem, legen Sie sich hin oder setzen Sie sich in Ihren Lieblingssessel ... Stellen Sie Leuchten auf, zünden Sie Kerzen an, legen Sie Ihre Lieblings-CD auf und entspannen Sie sich. Schließen Sie die Augen und atmen Sie langsam tief durch die Nase ein und durch den Mund wieder aus. Lösen Sie sich von den Bildern des Alltags, indem Sie sich auf eine Reise begeben. Gehen Sie weit weg von dem Ort, an dem Sie sich gerade befinden, an einen Ort, der Ihnen lieb ist und mit dem Sie angenehme Erinnerungen verbinden. Das kann ein Wald sein, das Meer, eine schöne Landschaft oder der Strand. Malen Sie sich den Ort mit allen Sinnen aus. Wie sieht es genau aus, welche Düfte und Geräusche gibt es, welche Temperatur herrscht? Gebrauchen Sie alle Sinne, um das Bild zu vervollständigen: Riechen Sie die herrliche Seeluft, atmen Sie tief ein, spüren Sie die Sonnenstrahlen, die Ihr Gesicht streicheln, fühlen Sie den warmen Sand in Ihren Händen, lauschen Sie dem Meeresrauschen. Anfangs ist das Bild schemenhaft, aber Sie können es langsam und gleichmäßig mit immer mehr Details füllen. Atmen Sie regelmäßig und entspannt tief ein und aus. Mit jeder Ausatmung lassen Sie den Ärger raus. Mit jeder Einatmung nehmen Sie die Schönheit und Friedlichkeit Ihres Bildes in sich auf. Schieben Sie alle störenden Gedanken beiseite und konzentrieren Sie sich nur auf Ihr Bild. Hören Sie die Möwen, das raschelnde Seegras im Wind ... Lassen Sie sich tief in dieses Bild hineinfallen ... Lassen Sie die Kraft des Wohlfühlens auf sich einwirken. Bleiben Sie, so lange Sie wollen, in Ihrem Tagtraum. Danach kehren Sie langsam in die Wirklichkeit zurück. Öffnen Sie die Augen. Wenn Sie von Ihrer Reise zurückkehren, fühlen Sie sich zugleich entspannt und erfrischt. Sie werden sehen: Schon fünf Minuten reichen und Ärger und Stress sind wie weggeblasen.

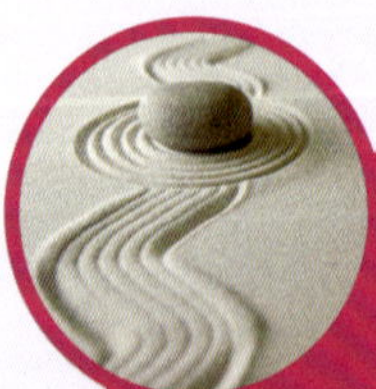

Info

Vielleicht klappt diese Übung nicht auf Anhieb. Lassen sie sich davon aber nicht aus der Ruhe bringen. Mit regelmäßiger Übung werden Sie mit dieser einfachen Methode immer wieder zu schönen Orten reisen können, an denen Sie zu völliger Entspannung und herrlicher Ruhe finden.

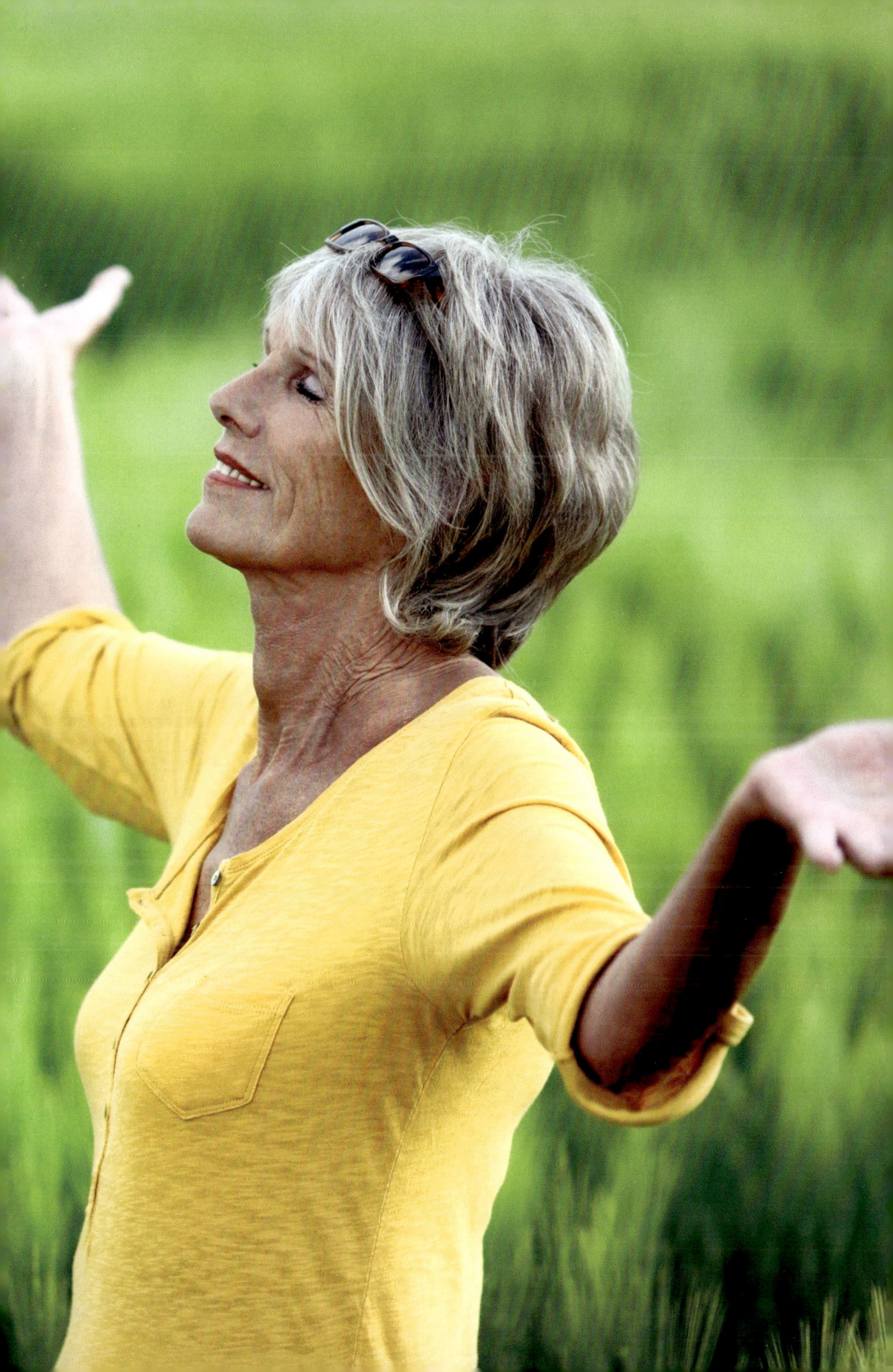

Fantasiereise mit Partner

Am schönsten ist es, wenn ein Mensch, der Ihr Vertrauen genießt, Ihnen bei der Imagination oder Fantasiereise hilft. Bitten Sie beispielsweise einen Freund oder eine Freundin diese Methode mit Ihnen auszuprobieren. Legen Sie zur Vorbereitung angenehme ruhige Musik auf. Nun soll Ihr Partner oder Ihre Partnerin Ihnen eine Fantasiereise erzählen oder vorlesen. Diese kann beispielsweise von einem Sonnenaufgang am Meer oder einem Lieblingsort Ihrer Wahl handeln. Ihrem Ideenreichtum sind hier keine Grenzen gesetzt. Lassen Sie sich dabei soviel Zeit, wie Sie benötigen. Ein Beispiel? Sie sitzen oder liegen ganz bequem und entspannt und schließen Sie die Augen …

… nun stellen Sie sich vor, Sie reisen über das Meer und erreichen eine in weiter Ferne liegende Insel. Betreten Sie diese Insel. Die Sonne scheint, der Himmel ist wolkenlos. Nehmen Sie bekannte Geräusche oder bestimmte Gerüche wahr? Hören Sie Vögel singen? Sie erkunden Ihre Insel und entdecken eine Felsöffnung, aus der eine klare Quelle strömt. Sie sehen, wie sich das Sonnenlicht im Wasser spiegelt und in allen Farben funkelt. Hören Sie das Plätschern der Quelle? Ihr Wasser ergießt sich in einen klaren Teich, auf dessen Grund Sie blicken. Trinken Sie einen Schluck aus der Quelle. Spüren Sie das kalte, klare Wasser in Ihrem Mund? Fühlen Sie das Fließen und die Frische des Wassers immer deutlicher, bis es scheinbar durch Sie hindurchgeht.

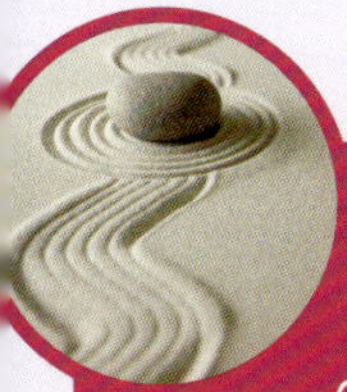

Die 5-Minuten-Oase

Schaffen Sie sich einen Lieblingsplatz in Ihrer Wohnung oder im Garten, an den Sie sich zurückziehen können und der Sie mit positiver Energie erfüllt. Das kann ein kleines Fleckchen sein, aber hier gibt es nichts, das Sie an etwas erinnert, das Sie noch tun müssen oder mit dem Sie schlechte Gefühle verbinden. Dieser Ort ist Ihre Oase. Ihr kleines Paradies. Ein Ort, an dem Sie alles vergessen können, abschalten können und ganz bei sich sein können. Schon 5 Minuten an diesem Ort geben Ihnen neue Kraft, Energie und Fitness.

Sie werden selbst zur Quelle. Das springende Wasser reinigt Ihr Bewusstsein. Es wäscht alles fort, unangenehme Erinnerungen und Enttäuschungen. Durch das Fließen und Plätschern des Wassers erholt und erfrischt sich jede einzelne Ihrer Körperzellen bis in die Finger- und Zehenspitzen. Sie spüren die Lebensenergie, die aus der Quelle in Ihrem Zentrum fließt. Sie sind diese Lebensquelle. Vertrauen Sie sich dem Fluss des Lebens an, genießen Sie das Gefühl der Lebendigkeit und strömen Sie dahin. Der Fluss mündet in ein Meer der Ruhe und Erholung …

Wenn Sie erfrischt und regeneriert zurückkehren möchten, beschließen Sie die Übung, indem Sie einige Male tief durchatmen. Räkeln Sie sich und öffnen Sie die Augen.

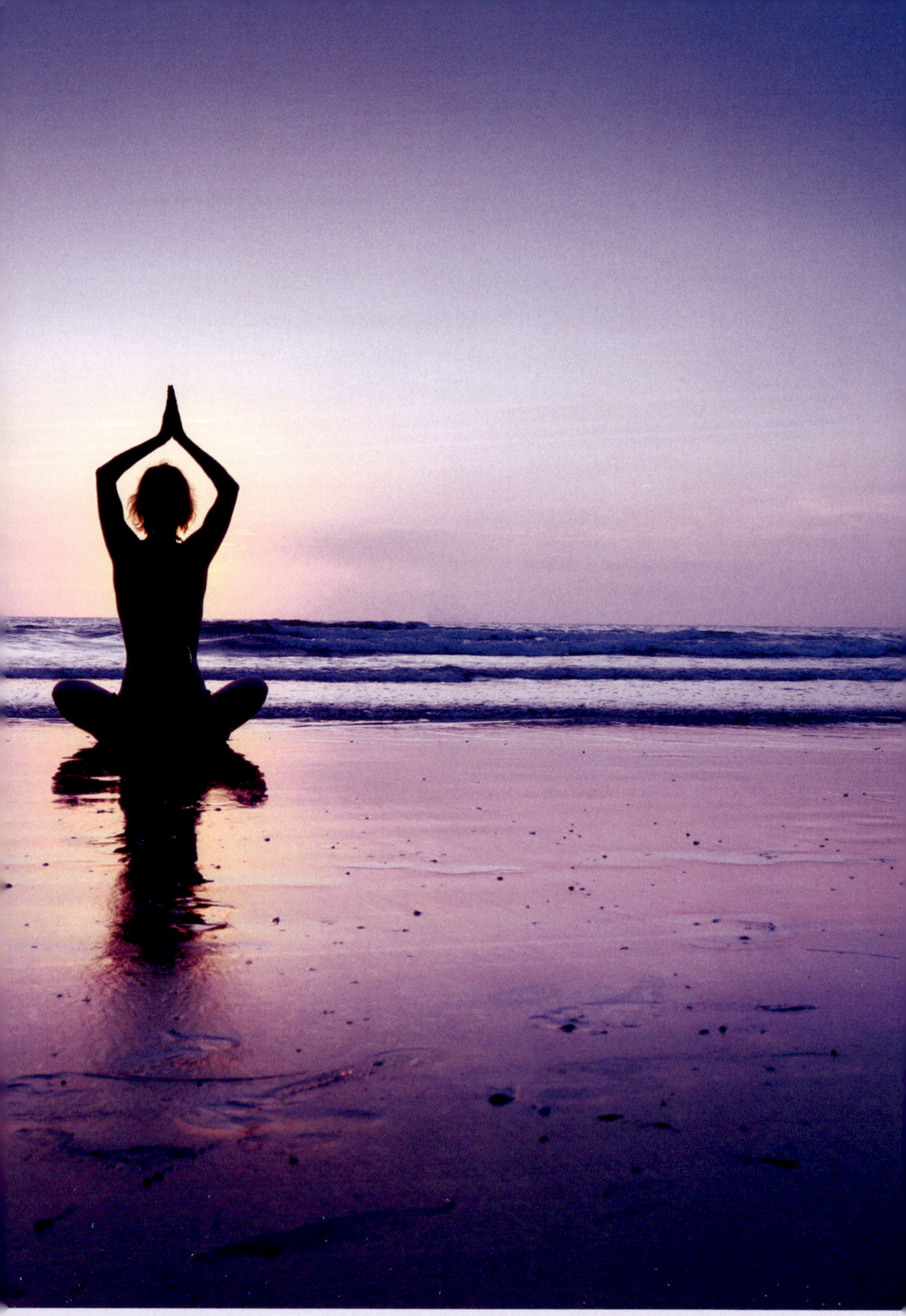

Achtsamkeitsübungen

Die folgenden Übungen helfen dabei, sich ganz auf das Hier und Jetzt und auf die eigenen Wahrnehmungen zu konzentrieren.

Aufmerksamkeitsübung

Stellen Sie sich barfuß auf einen dicken Teppich, ein Handtuch oder ins Gras. Wichtig ist, dass Sie einen ruhigen Ort wählen. Stehen Sie gerade, die Knie sind leicht gebeugt, die Füße parallel und hüftbreit geöffnet. Lassen Sie das Kinn locker in Richtung Brust sinken und schließen die Augen. Pendeln Sie mit Ihrem gesamten Körper leicht vor und zurück und dann von links nach rechts. Dabei nehmen Sie wahr, was in ihm vorgeht. Wie fühlt sich der Nacken an? Sind die Schultern locker? Kontrollieren Sie sich von oben bis unten und schulen Sie dabei Ihre Wahrnehmung. Sind Sie damit fertig, richten Sie Ihre Aufmerksamkeit mit geschlossenen Augen auf Ihre Umgebung: Nehmen Sie bewusst alle umgebenden Gerüche und Geräusche wahr.

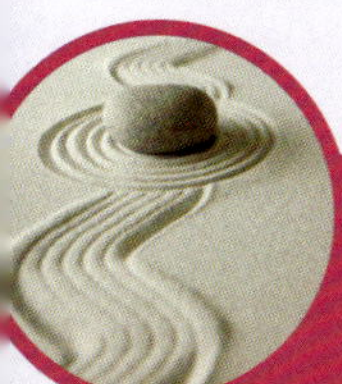

Achtsamkeitsübungen für zwischendurch

Ganz einfach können Sie Ihre Achtsamkeit auch zwischendurch trainieren. Konzentrieren Sie sich z. B. auf Ihren Atem oder auf Ihr eigenes Lächeln und auf das, was es mit Ihnen tut.

Gedanken beobachten

Legen oder setzen Sie sich an einen ruhigen Ort. Lassen Sie Ihren Gedanken freien Lauf und beobachten Sie sie. Woran denken Sie? An Wünsche, Erinnerungen, Sorgen? Sind die Gefühle, die Sie dabei empfinden, angenehm oder unangenehm? Denken Sie daran, was Sie alles noch erledigen müssen oder vorhaben? Schauen Sie zu, was sich in Ihrem Kopf abspielt. Bleiben Sie neutral und bewerten Sie nicht. Entlassen Sie belastende Gedanken bildlich in die Freiheit. Stellen Sie sich vor, wie sie mit dem Wind weggetragen werden. Sie werden spüren, dass bald friedvolle Stille einkehrt.

Meditatives Gehen

Beim meditativen Gehen können Sie nach stressigen Situationen wieder Ruhe und Gelassenheit erlangen. Am besten führen Sie die Übung im Freien aus. Legen Sie die Handflächen dazu wie eine Schale unter dem Bauchnabel ineinander. Beide Handflächen zeigen nach oben, dabei liegt die linke Handfläche oben. Setzen Sie nun ganz bewusst einen Schritt vor den anderen. Setzen Sie Ihren Fuß mit der Ferse auf und rollen sie ihn ganz achtsam bis zur Spitze ab. Hierbei geht es nicht darum, schnell „vom Fleck zu kommen", sondern darum, Achtsamkeit zu üben. Wenn das Abrollen ganz von allein funktioniert, richten Sie Ihre Aufmerksamkeit nach innen. Atmen Sie im Dreierrhythmus tief ein und aus. Versuchen Sie, so fünf Minuten zu gehen. Danach richten Sie Ihre Aufmerksamkeit auf Ihre Umgebung: Was riechen Sie? Hören Sie Vögel zwitschern? Welche Farbe haben die Blumen? Vielleicht bemerken Sie plötzlich Dinge, die Ihnen bisher gar nicht aufgefallen sind, oder sie empfinden Farben und Geräusche intensiver.

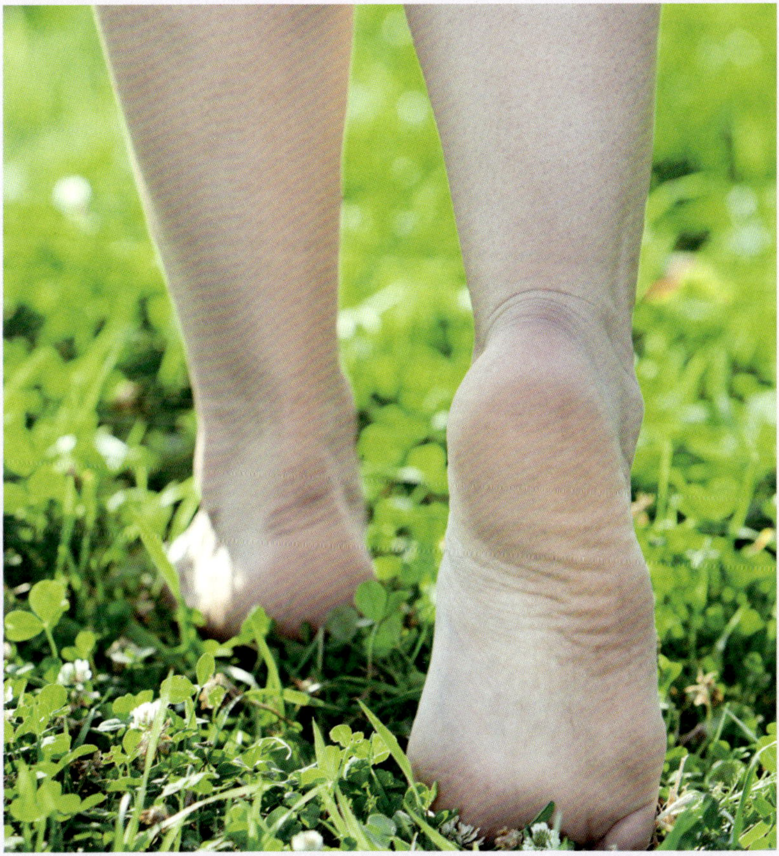

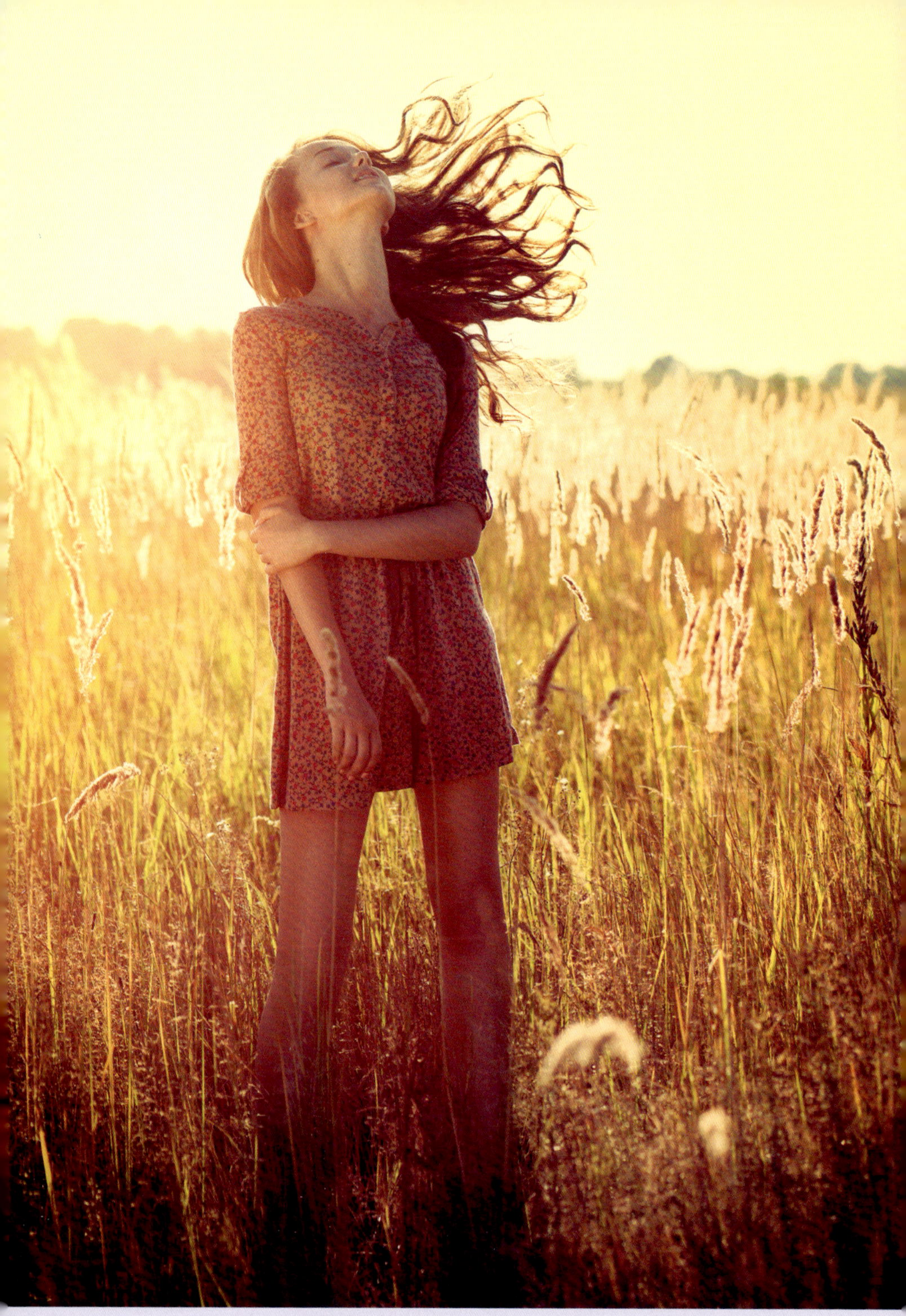

Selbsthypnose

Die Selbsthypnose zielt darauf ab, einen Trancezustand zu erreichen, der die Ansprechbarkeit des Unterbewussten und die Konzentration erhöht.

Übung zur Selbsthypnose

Setzen Sie sich in einem Raum, in dem Sie nicht gestört werden, bequem hin. Fixieren Sie nun mit Ihren Augen irgendeinen Gegenstand. Erweitern Sie Ihr Blickfeld nach und nach um vier weitere Dinge, ohne dabei Ihren Blick von dem fixierten Gegenstand zu lösen. Wecken Sie nun Ihren Gehörsinn. Achten Sie auf vier Geräusche in Ihrer Umgebung, beispielsweise den Regen, der ans Fenster trommelt, die Motorengeräusche vorbeifahrender Autos oder Vogelgezwitscher. Nun wecken Sie Ihren Tastsinn. Fühlen Sie das Material des Kissens, auf dem Sie sitzen, Ihrer Kleidung oder des Bodens. Bleiben Sie dabei aber ganz ruhig sitzen, atmen Sie gleichmäßig und behalten Sie weiterhin den fokussierten Gegenstand fest im Blick. Blenden Sie ganz langsam die einzelnen Eindrücke, die Sie über Hände, Ohren und Augen gewonnen haben, wieder aus, bis Sie schließlich nur auf den Gegenstand konzentriert sind. Nun sind Sie in einer entspannten Trance. Achten Sie darauf, diesen Zustand wieder langsam zu verlassen. Ziehen Sie zum Wachwerden die Arme an sich, ballen Sie die Hände zu Fäusten und atmen Sie tief und gleichmäßig ein.

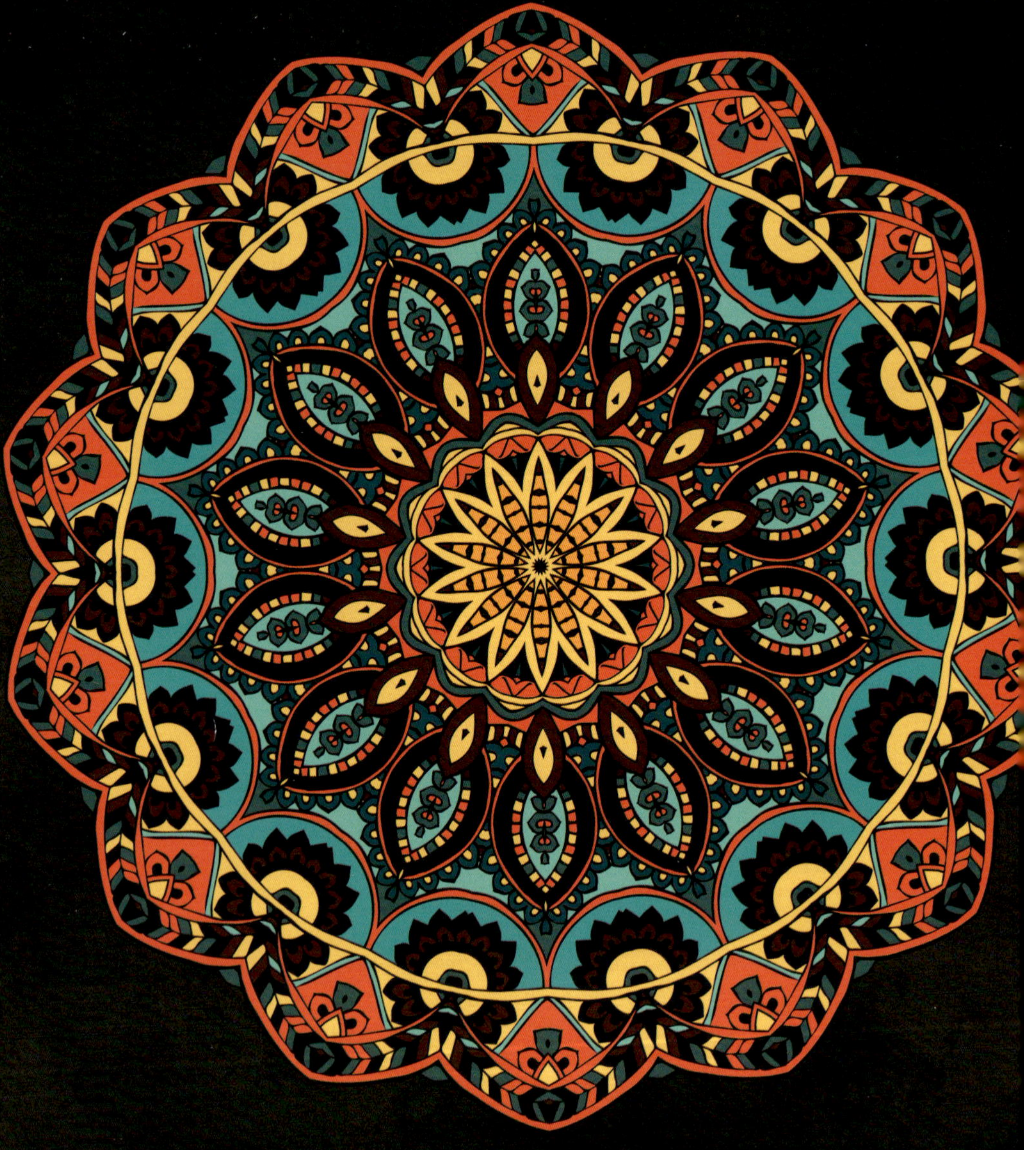

Meditation

Mandala-Meditation

Das Wort Mandala stammt aus dem Sanskrit und bedeutet soviel wie Kreis(bild). Um einen klar definierten Mittelpunkt gruppieren sich – nahezu immer konzentrisch aufgebaute – Formen. Mandalas symbolisieren Einheit, Ganzheit, Kosmos und göttliche Ordnung. Man findet sie in verschiedenen Kulturen, vor allem jedoch im Buddhismus und Hinduismus.

Mandalas ausmalen

Das Ausmalen eines Mandalas ist wie eine Reise ins eigene Innere. Man vergisst die Hektik des Alltags, findet zur Ruhe und zur eigenen Mitte, wird ausgeglichener und kann Belastendes einfacher loslassen. Setzen Sie sich hierzu zunächst in lockerer Körperhaltung vor das Bild. Betrachten Sie es und lassen Sie es entspannt auf sich wirken. Atmen Sie ruhig. Spüren Sie die Ganzheitlichkeit und Vollkommenheit der Kreisform. Richten Sie dann Ihre Aufmerksamkeit nach innen und beginnen Sie so zu malen. Handeln Sie intuitiv und befreien Sie sich von Druck und Selbstkritik. Beginnen Ihre Gedanken dabei abzuschweifen, konzentrieren Sie sich einfach wieder auf die Mitte des Mandalas. Wählen Sie die Farben spontan aus, ohne darüber nachzudenken. Zeichnen Sie je nach Impuls von außen nach innen oder von innen nach außen. Nehmen Sie sich dabei ausreichend Zeit. Die folgenden Vorlagen können Sie kopieren und das meditative Ausmalen beliebig oft wiederholen.

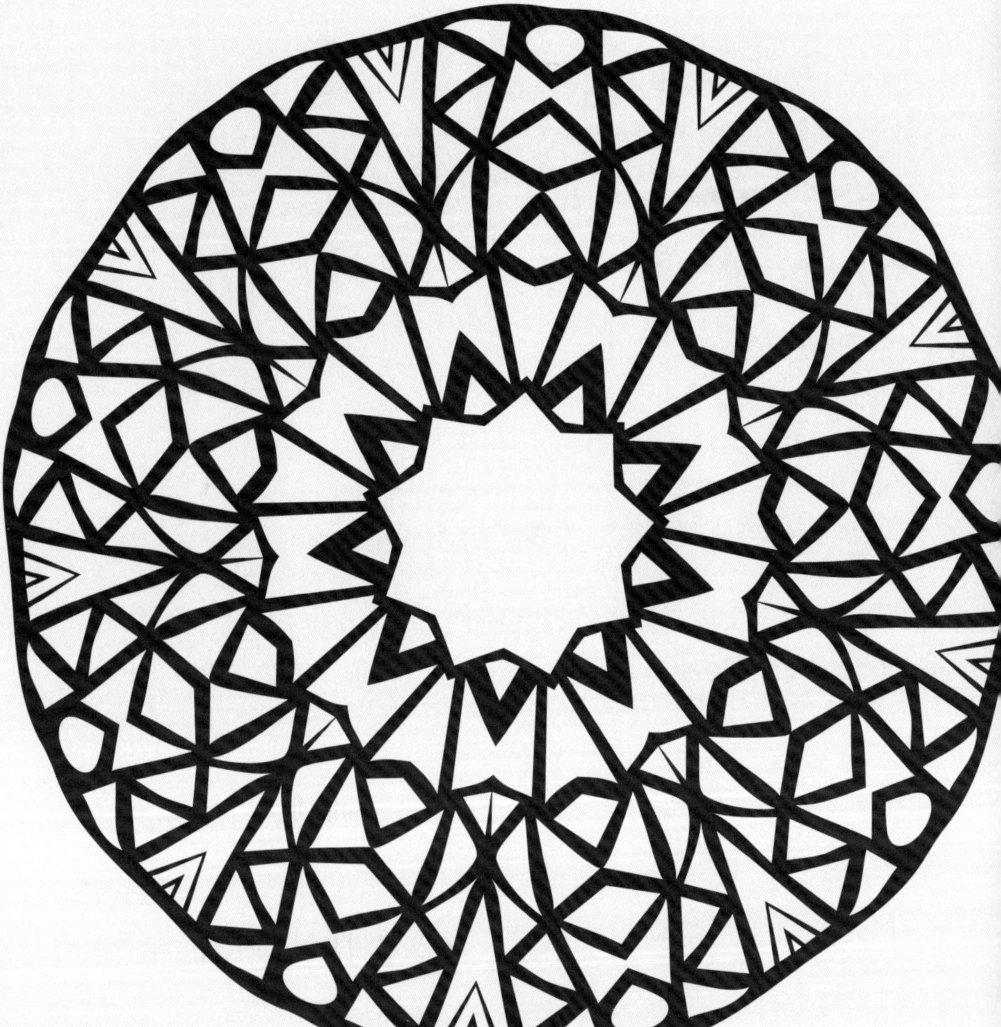

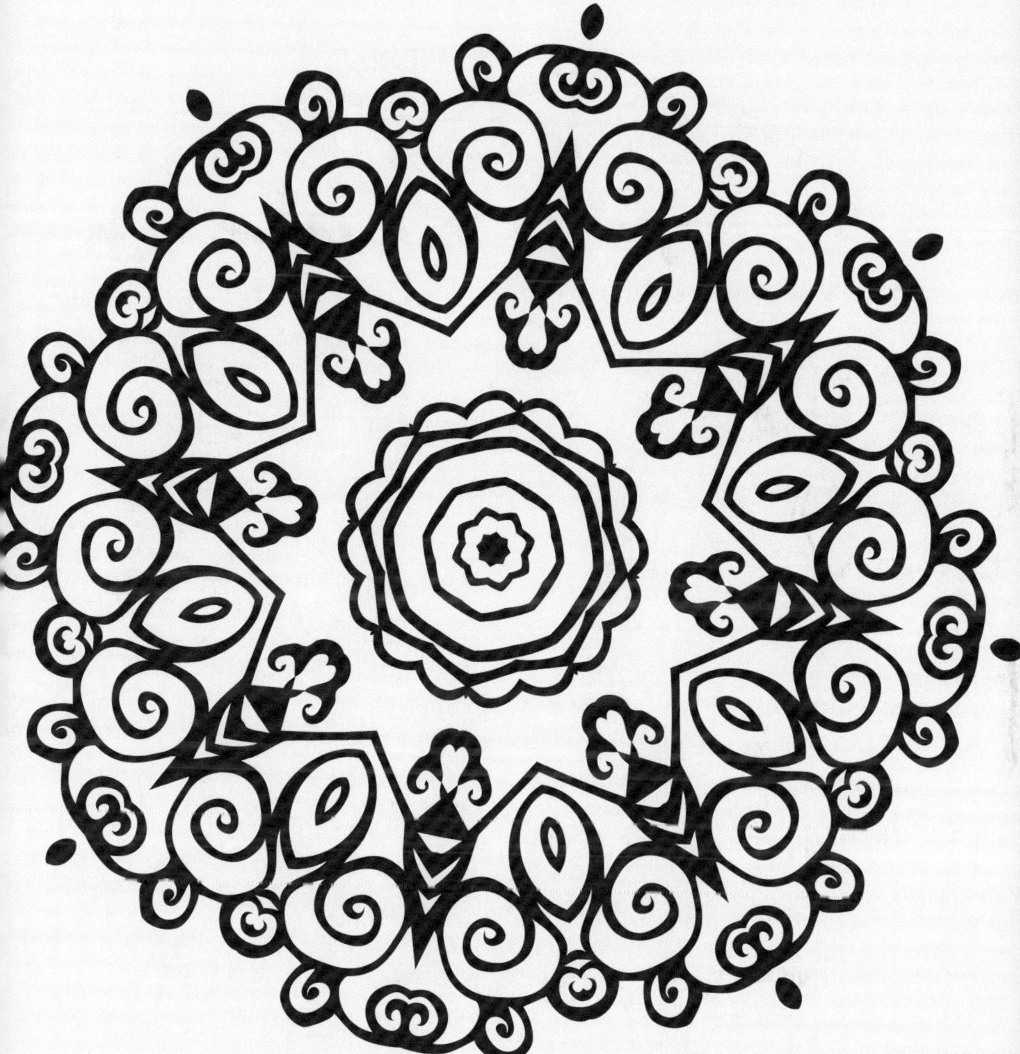

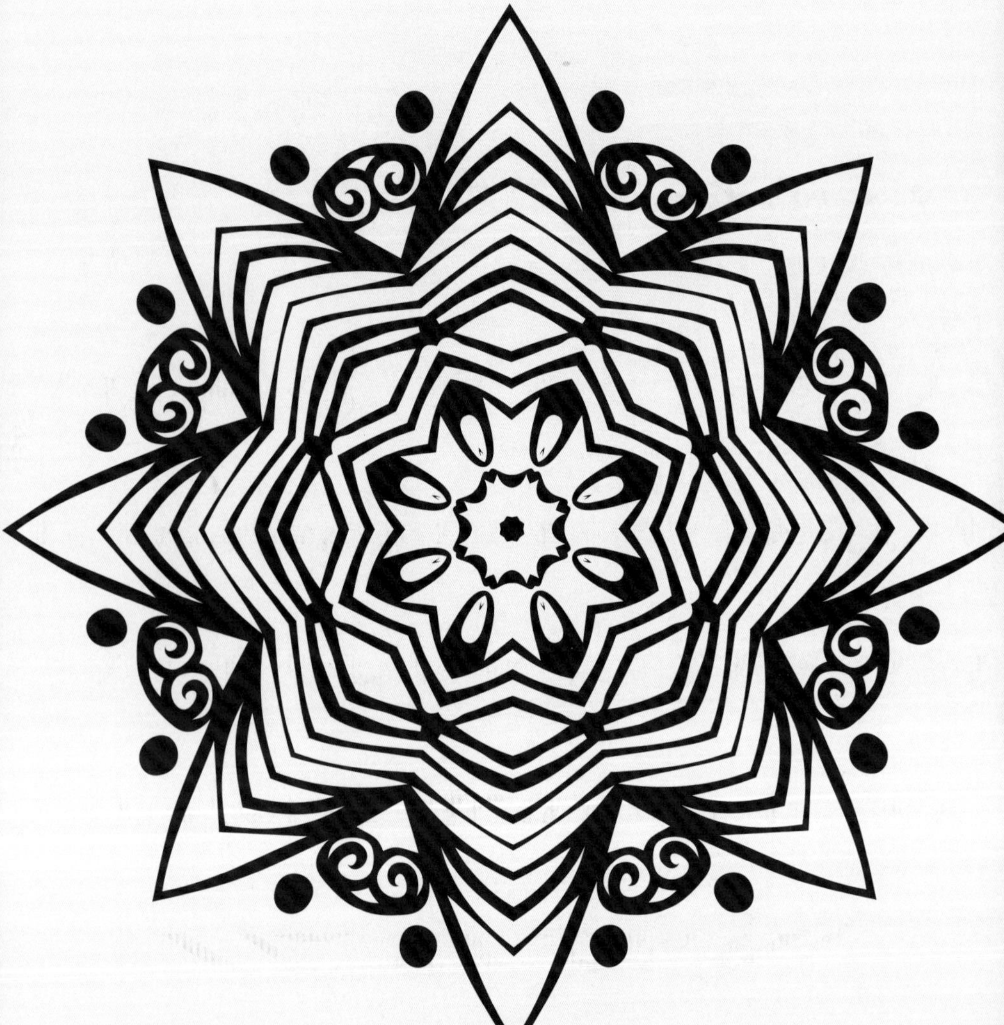

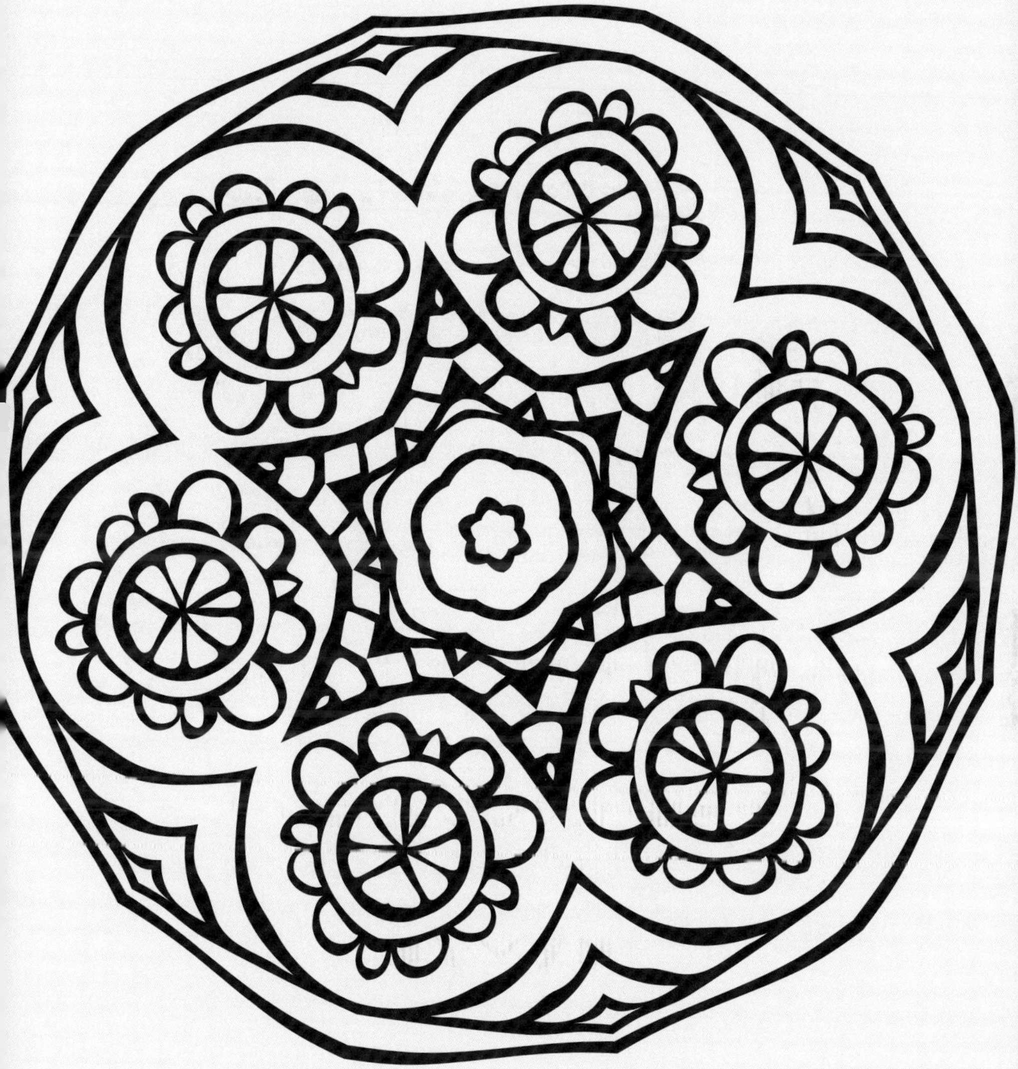

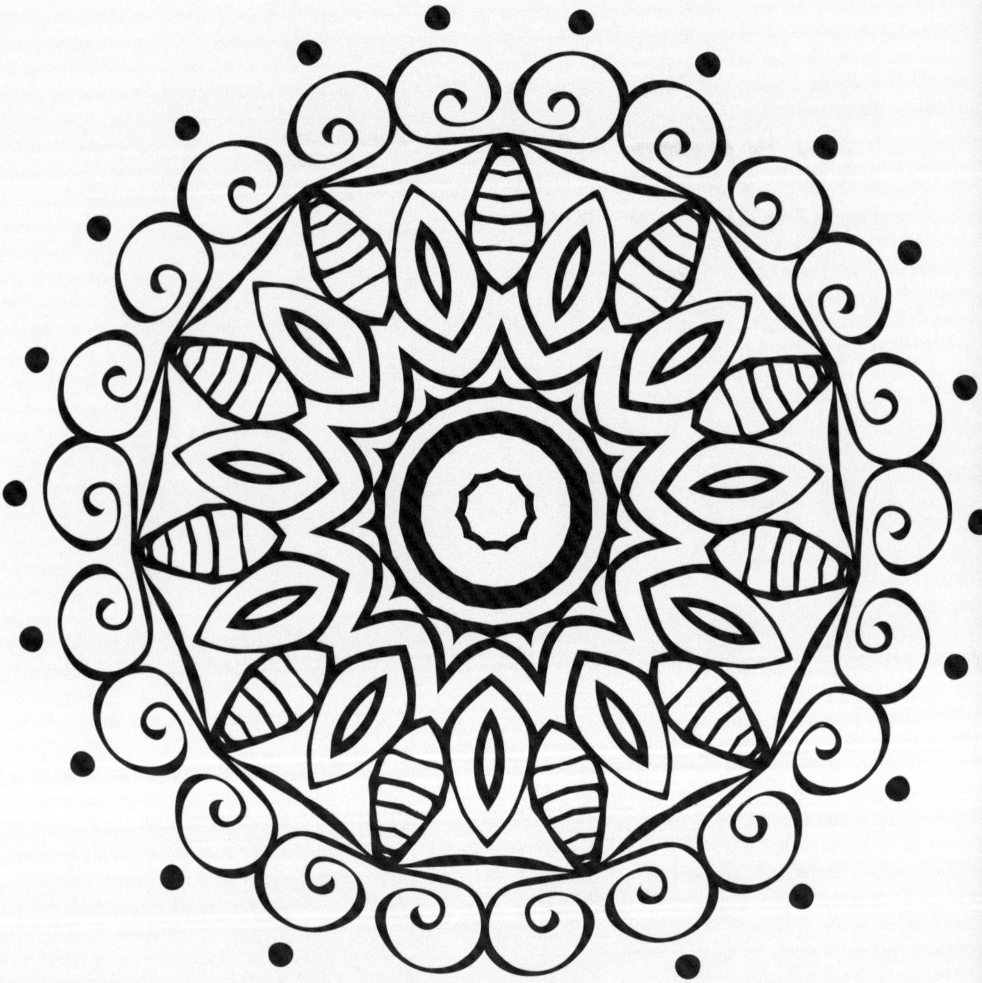

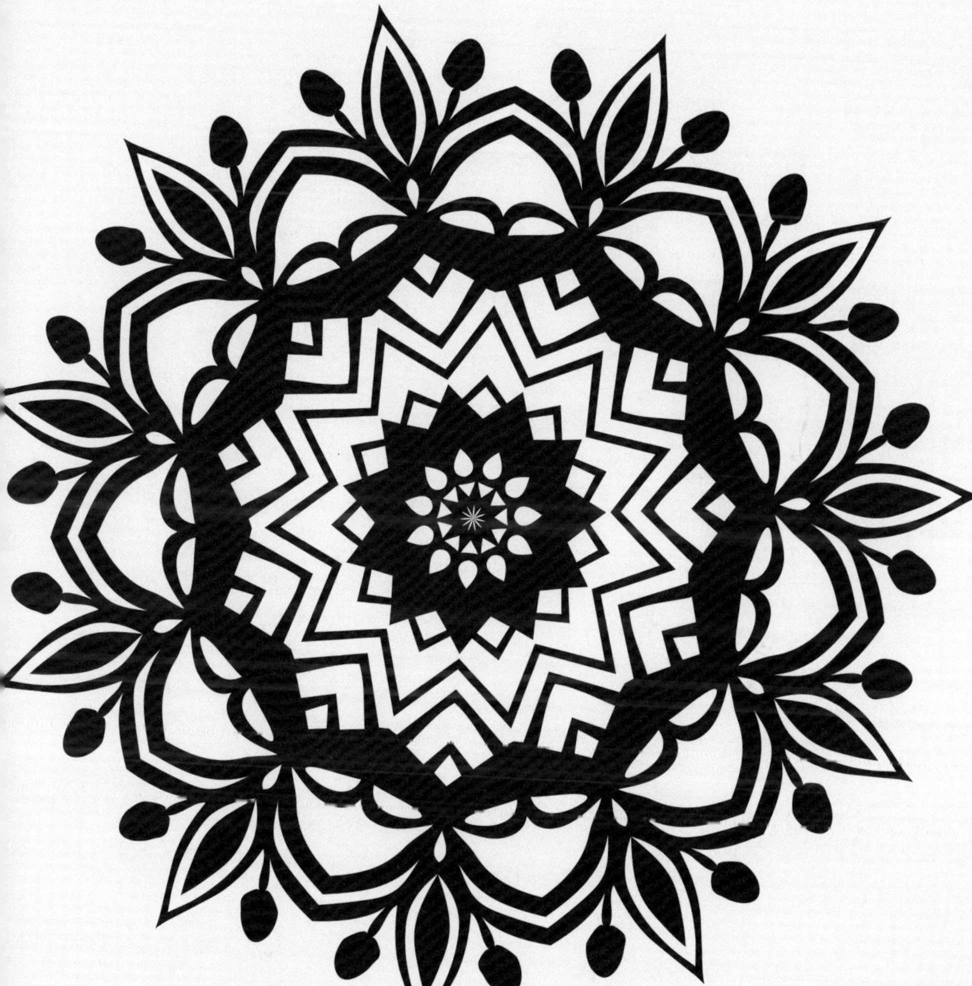

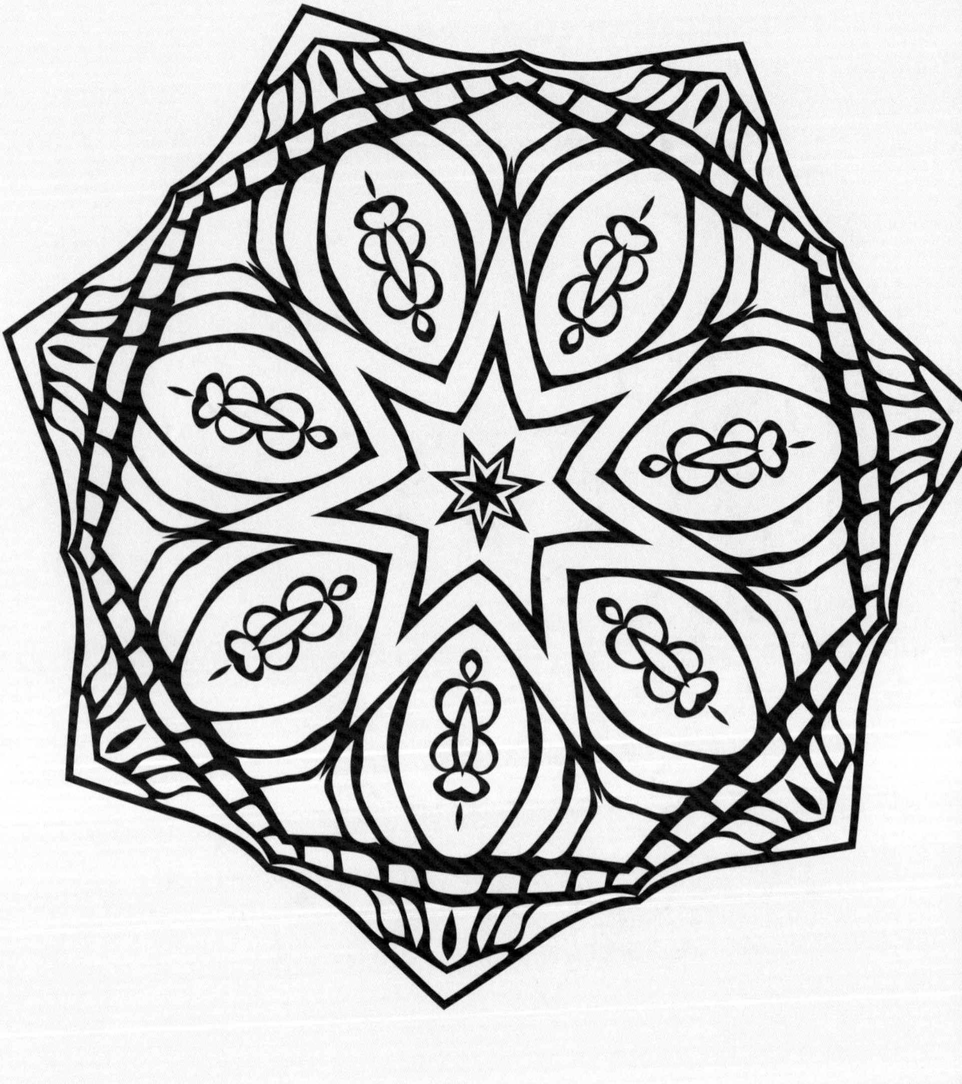

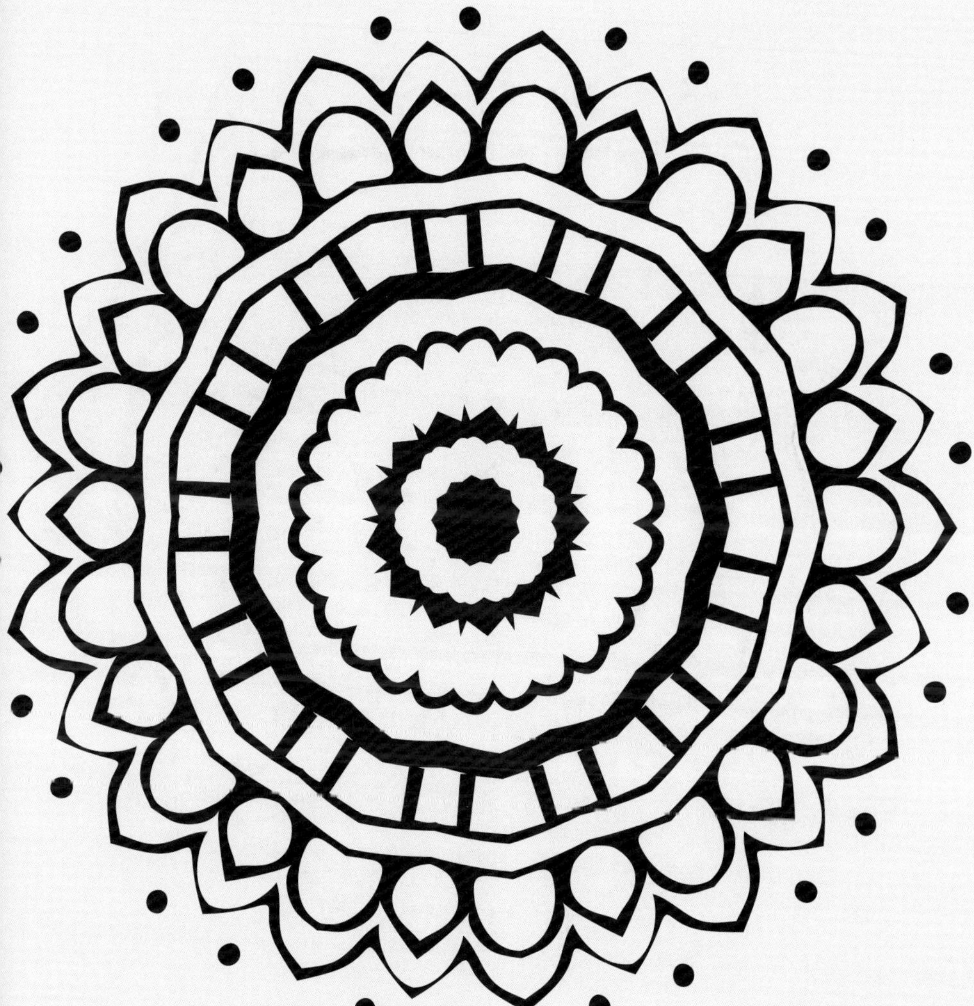

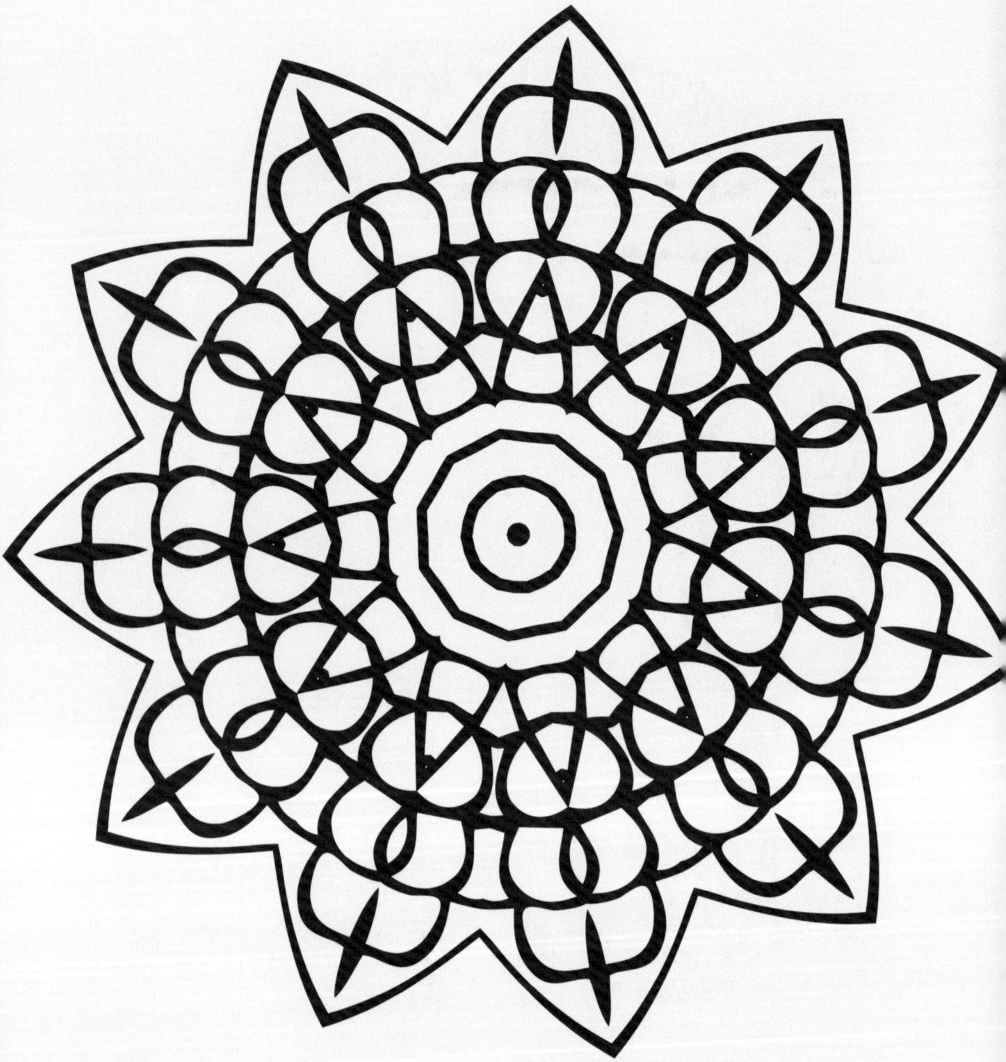

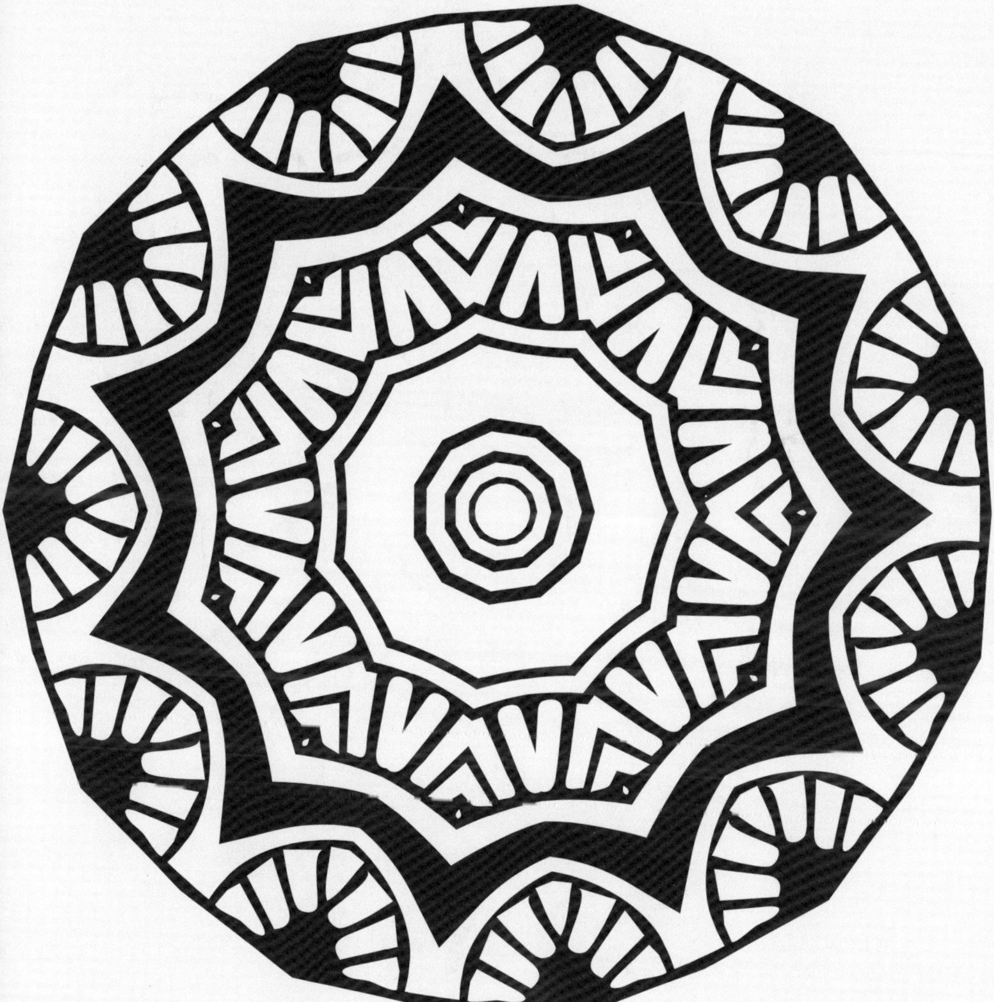

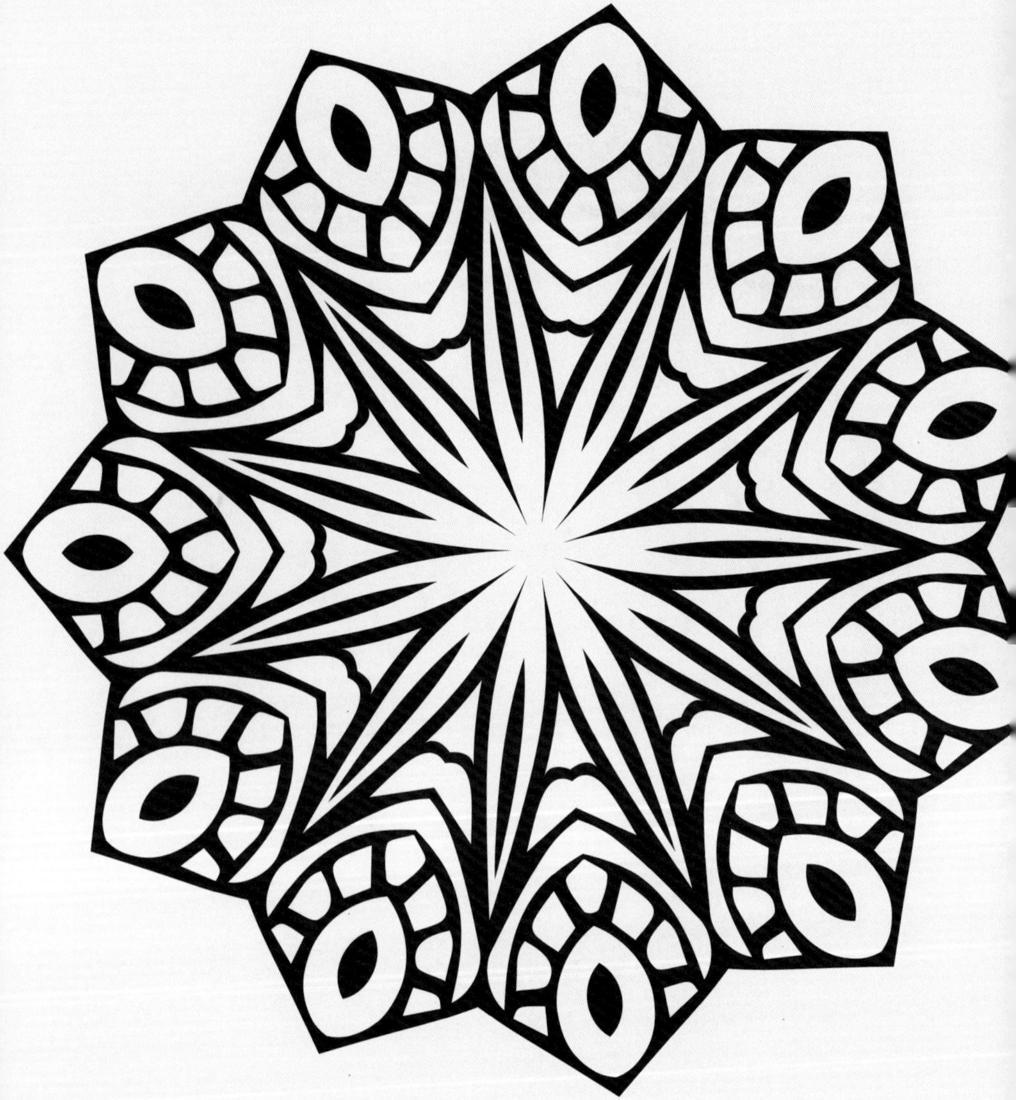

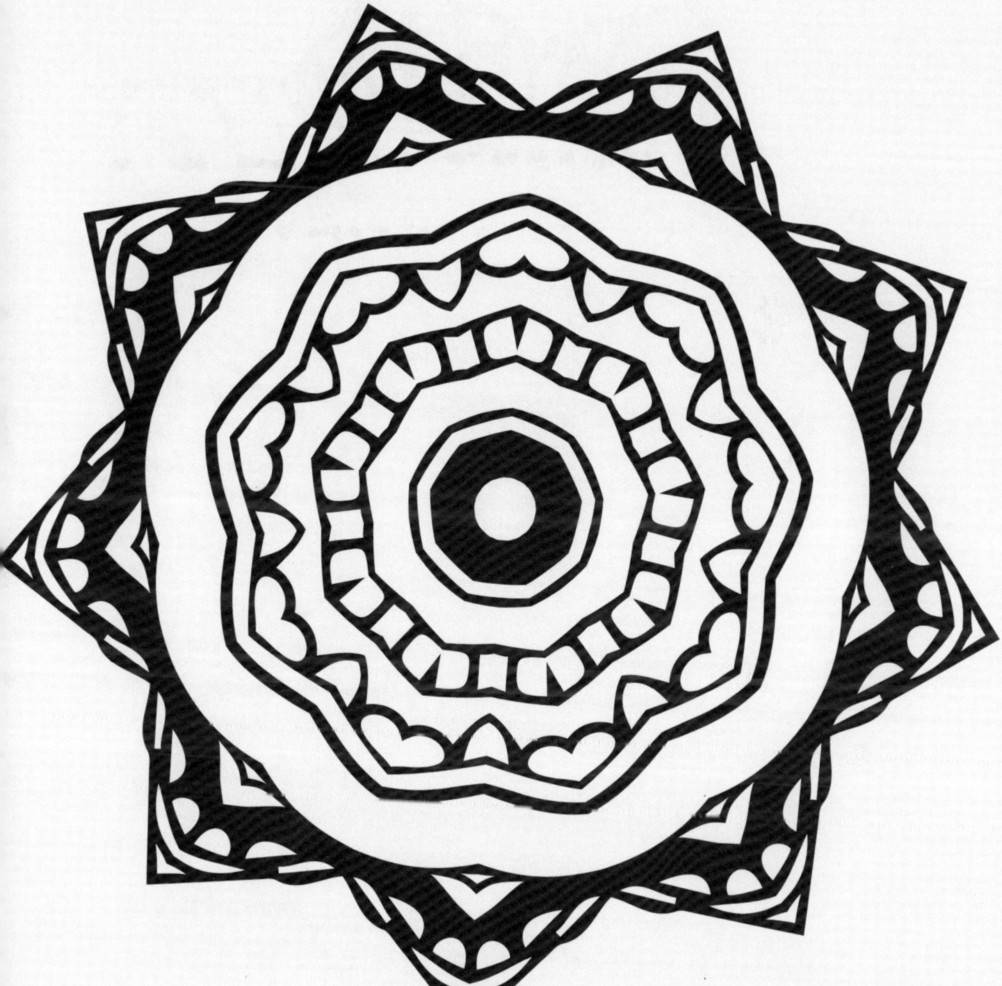

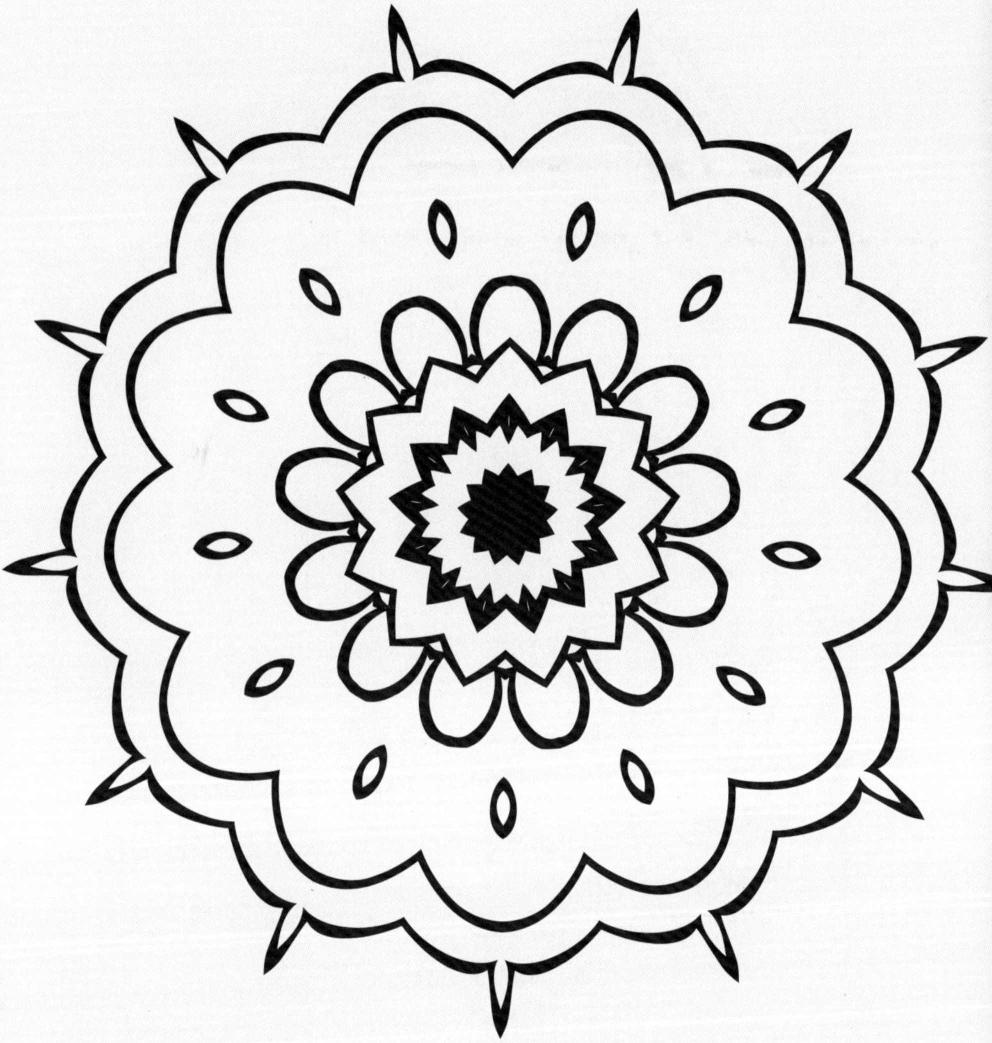

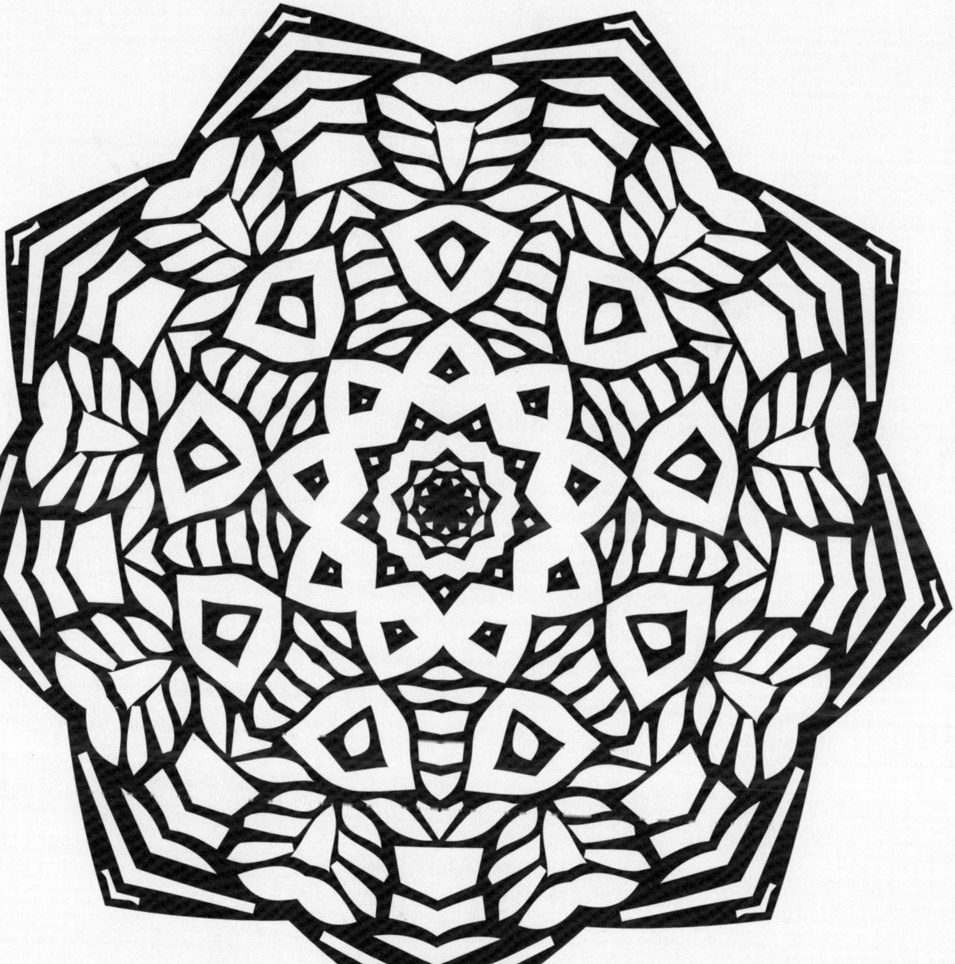

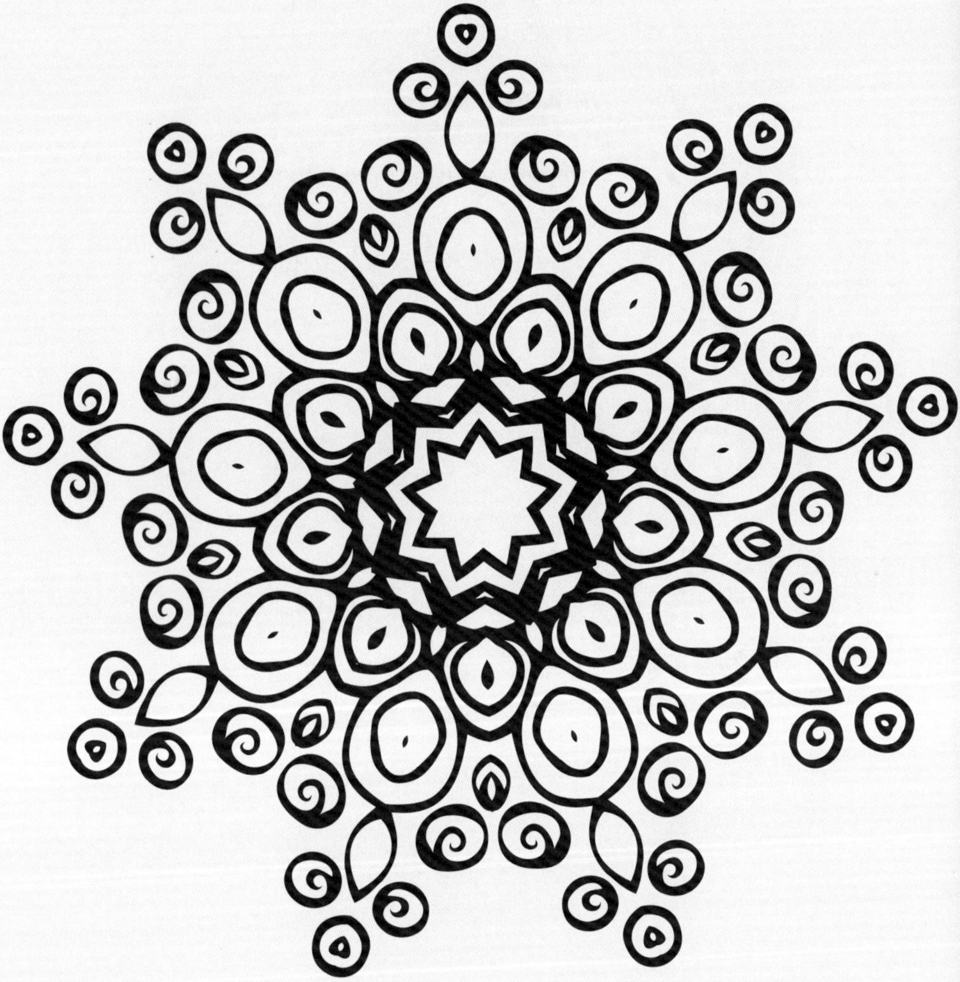

Register

Impressum

Erfahren Sie mehr!

www.garant-verlag.de
ISBN 978-3-7359-1109-4

Komplettproducing: twinbooks, München
Texte: Melanie Goldmann, Brigit Adam, Karin Bayer, Susanne Boes, Andreas Faber, Linda Freutel, Dörthe Grisse-Seelmeyer, Christa Pöppelmann, Dr. Andrea Rottloff, Iris Schmidt-Röger, Ulrike Schilling, Annerose Sieck, Jörg-Rüdiger Sieck für twinbooks, München
Alle Abbildungen © Shutterstock Images

Alle Informationen in diesem Buch wurden mit größter Sorgfalt erarbeitet und geprüft. Weder Herausgeber, Autor noch Verlag können jedoch für Schäden haftbar gemacht werden, die in Zusammenhang mit der Verwendung dieses Buches stehen.